おいしく食べてみるみるやせる!

ケトジェニック
ダイエットレシピ

ナグモクリニック東京
アンチエイジング外来医長
監修 斎藤糧三
料理 藤沢セリカ

ダイエットの新常識は
低糖質・高タンパク食！

ケトジェニックダイエットとは、糖質制限に加え、タンパク質などの重要な栄養素をしっかりと摂取する食事法です。「カロリーが高い＝太る」という定説により敬遠されてきた肉も、このダイエットではたっぷり食べてＯＫ。むしろ、積極的に食べることをおすすめしています。

健康を損なう最大の原因は、ずばり〝糖質過多〟。現代人の食事は、ごはん、パン、麺類……と糖質のオンパレード。このような食事は私たちの体に負担をかけ、肥満をはじめとする様々な不調を引き起こしています。厚生労働省の「日本人の食事摂取基準（２０１５年版）」でも、「糖質は必須栄養素でない」ことを認めています。

本書では、パパッと作れるクイックおかずから、ボリューム満点のメインおかずまで、ケトジェニックダイエット中に役立つレシピを紹介します。カロリーを気にせず食べても、やせる！　きれいになる！　健康になる！　毎日の食事を思いきり楽しんで、快適な体を手に入れましょう。

Ketogenic Diet

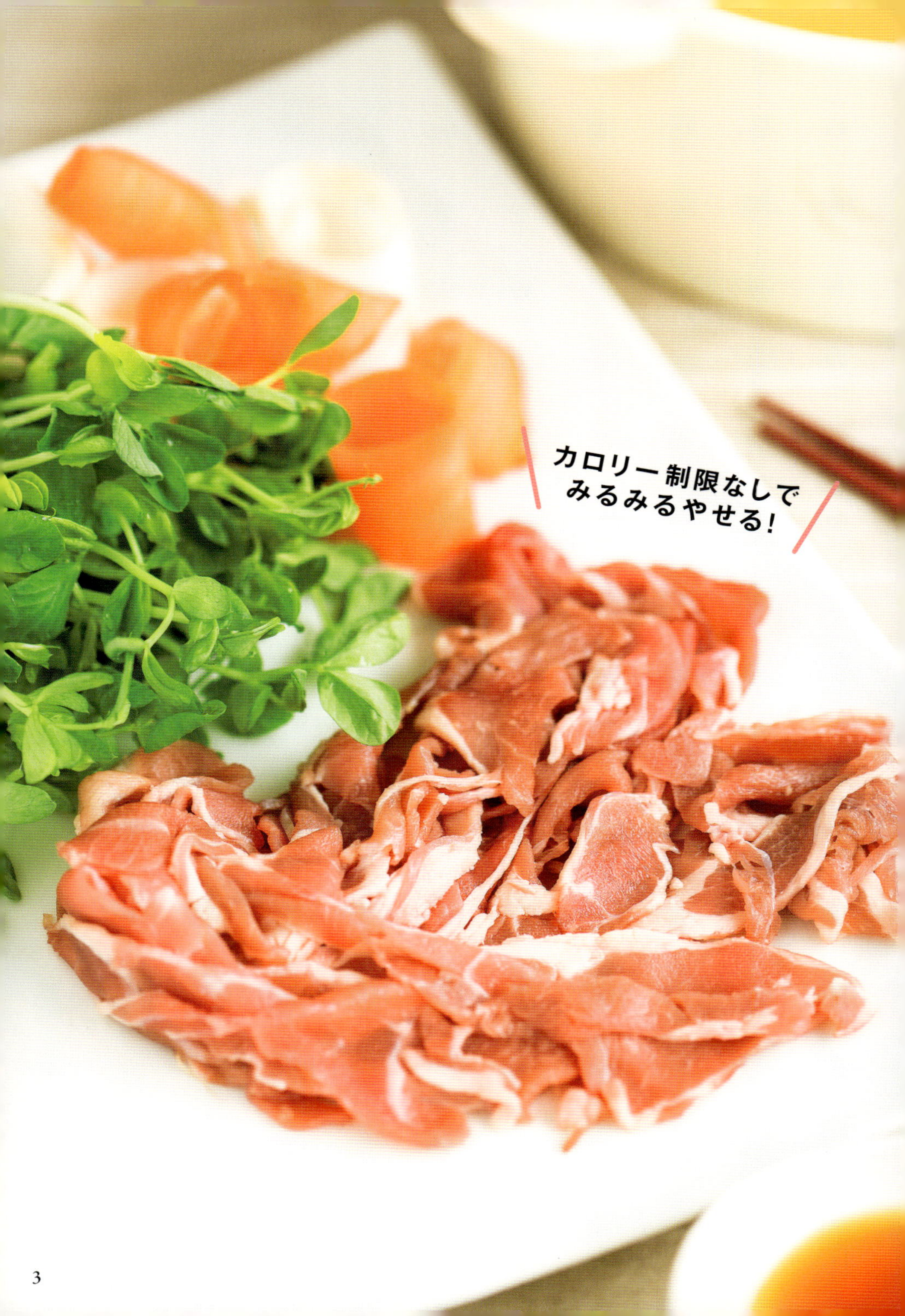
カロリー制限なしで
みるみるやせる!

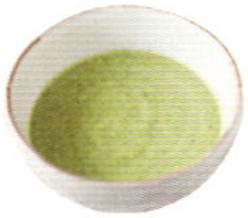

Chapter1
毎日の食事で健康に!
ケトジェニックダイエットを始めよう

Chapter 2
使い勝手バツグン!
作り置き&調味料レシピ

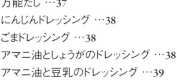

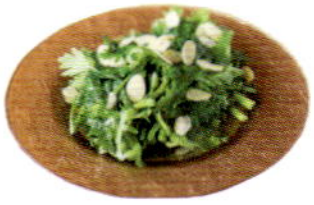

Chapter 3
かんたんでおいしい!
クイックレシピ

Chapter 4
タンパク質たっぷり!
肉・魚介類のレシピ

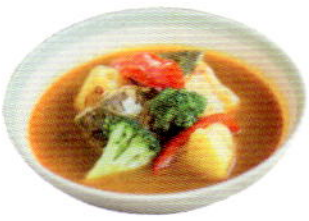

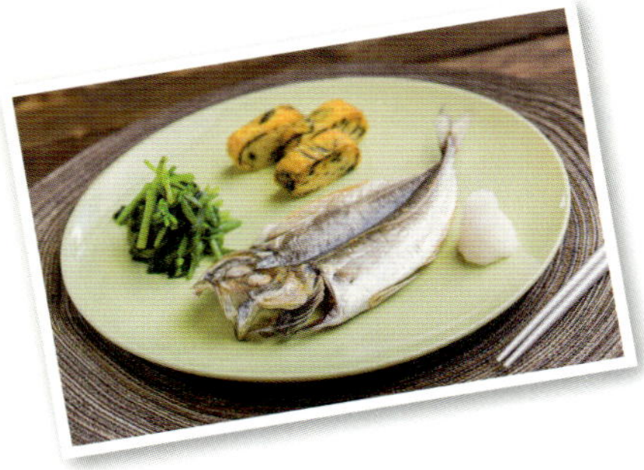

Chapter 5

栄養をプラスする!

スープ&ドリンクレシピ

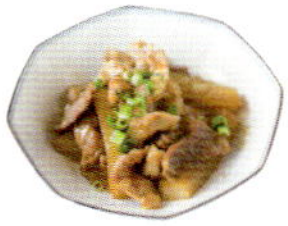

本書のレシピの見方

ケトジェニックダイエットレシピを活用していただくにあたり、
レシピに共通する表記の見方や、気をつけるべきポイントをまとめました。

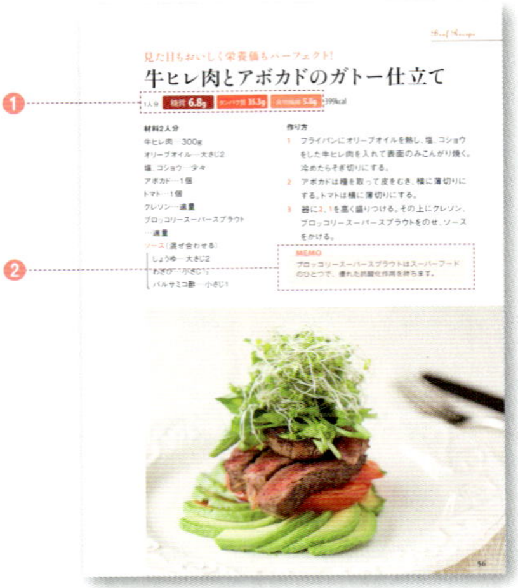

1

2

Beef Recipe

見た目もおいしく栄養価もパーフェクト!

牛ヒレ肉とアボカドのガトー仕立て

1人分　糖質 6.8g　タンパク質 35.3g　食物繊維 5.8g　399kcal

材料2人分

牛ヒレ肉…300g
オリーブオイル…大さじ2
塩、コショウ…少々
アボカド…1個
トマト…1個
クレソン…適量
ブロッコリースーパースプラウト…適量
ソース（混ぜ合わせる）
しょうゆ…大さじ2
わさび…小さじ½
バルサミコ酢…小さじ1

作り方

1 フライパンにオリーブオイルを熱し、塩、コショウをした牛ヒレ肉を入れて表面のみこんがり焼く。冷めたらそぎ切りにする。
2 アボカドは種を取って皮をむき、横に薄切りにする。トマトは横に薄切りにする。
3 器に2、1を高く盛りつける。その上にクレソン、ブロッコリースーパースプラウトをのせ、ソースをかける。

MEMO

ブロッコリースーパースプラウトはスーパーフードのひとつで、優れた抗酸化作用を持ちます。

56

❶アイコン

レシピ1人分に含まれる、糖質・タンパク質・食物繊維の目安量を表記しています。

＊摂取推奨量

糖質……………1食あたり：20～40g以下、1日あたり：120g以下
タンパク質……1日あたり：体重1kgに対し1.2～1.6g
食物繊維………1日あたり：20g以上

❷MEMO

糖質を抑えるためにこだわったポイントや使用した食材の栄養素、料理をよりおいしくするコツなどを紹介しています。

【レシピの表記について】

- 材料表に記した分量は、大さじ1＝15cc（mℓ）、小さじ1＝5cc（mℓ）です。
- 卵は基本的にMサイズを使用しています。
- 甘味料にはラカントSを使用しています。血糖値の上昇を抑えるエリスリトールに置き換えても構いませんが摂りすぎには注意しましょう。
- オリーブオイルはエキストラバージンオリーブオイル、ココナッツオイルはエキストラバージンココナッツオイルを使用しています。
- 加熱時間は目安です。
- 特に指示がない場合、火加減は中火です。
- 飾り用の材料は、アイコンで表記された成分に含まれません。レシピでも省略しています。
- 2～4人分のレシピの場合、完成イメージは1人分の量で掲載しているものもあります。

ケトジェニックダイエットの注意点

＊初めて行なう人の目安は2週間です。最長でも1カ月以内にし、長期間の継続は専門家の指導のもと行ないましょう。

＊ケトジェニックダイエットは健康体の人向けの食事法です。何らかの持病や不調がある人、特に以下に該当する人は主治医の判断を仰ぎましょう。また、妊娠中の人、成長期の子どもにもおすすめできません。

- 糖尿病と診断され、治療を行なっている人
- 腎機能が悪くなっている人（クレアチニン濃度の数値が基準外）
- 肝機能が悪くなっている人（ALT（GPT）、AST（GOT）、γ-GTPの数値が基準外）
- 尿酸値が悪くなっている人（尿酸値が基準外）

Chapter 1

毎日の食事で健康に!

ケトジェニックダイエットを始めよう

まずは、ケトジェニックダイエットの目的やルールを説明していきます。糖質制限は、驚くほどやせられる食事法です。ただし、健康・美容効果まで期待するのであれば、糖質制限に加え、必要な栄養素をしっかり摂ることが大切になります。栄養学の観点から食事のバランスを考え、私たちの体に合った"正しい食事"を心がけましょう。

Ketogenic Diet

ケトジェニックダイエットで健康を維持しながらやせる!!

健康意識が高まりつつある昨今、〝食〟の分野では様々な食事法が紹介されています。本当に健康的な食事とは何か、日本機能性医学研究所所長でもある斎藤糧三先生にお話を伺いました。

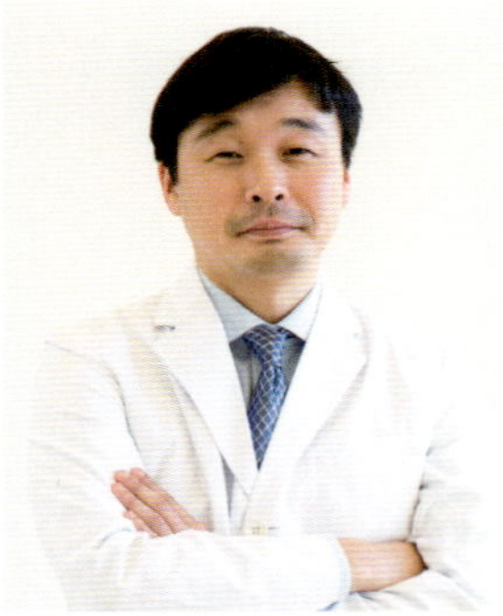

斎藤糧三先生

医師。ナグモクリニック東京 アンチエイジング外来医長、一般社団法人日本ファンクショナルダイエット協会副理事長なども務める。栄養・食事指導、アレルギーの根本治療などを行なう、食と健康のエキスパート。

糖質制限だけでは体の不調を招く

「糖質制限」は、健康・美容に効果的な食事法としてここ数年注目されてきました。その一方で、糖質制限を行なった人からは「風邪をひきやすくなった」「筋肉が落ちた」などのネガティブな報告も少なくありません。このような体の不調は、間違った糖質制限が原因で引き起こされます。

糖質が枯渇した体では、代わりにタンパク質が使われるようになります。そのため、タンパク質を十分に摂っていないと、筋肉量の低下や、免疫機能を維持するためのタンパク質の供給不足が起こるのです。そこで、日本ファンクショナルダイエット協会では、糖質制限をしながらも、タンパク質やその他の栄養素を積極的に摂る「ケトジェニックダイエット」を提唱しています。

ケトジェニックダイエットとケトン食療法の違い

ケトジェニックダイエットでは、様々な健康・美容効果が報告されています。なお、混同されることが多いケトン食療法とは、下記のような違いがあります。

ケトン食療法

低糖質・高脂肪で構成され、抗てんかん作用のみを求めた食事療法のひとつ。抗てんかん剤やACTH（ホルモン療法）では発作を抑えることができない、難治性てんかんの人のための治療法。

ケトジェニックダイエット

食生活を見直し、健康を手に入れることを目的とした食事法。治療目的ではなく、基本的に対象は健康体の人。低糖質・高タンパクで構成され、あらゆる慢性的な不調や疾病の予防・改善に効果が期待できる。

【ケトジェニックダイエットで得られる効果】

＊筋肉を落とさずにやせる　＊肌の調子が良くなる　＊集中力が増す　＊食後の眠気やイライラがなくなる　＊貧血･冷え性の改善　＊むくみの改善　＊脂肪肝の改善　＊高血圧の改善　＊糖尿病の改善　＊アトピー性皮膚炎の改善　＊うつ症状の改善　＊花粉症の改善　＊更年期の不調の改善　＊メタボリックシンドロームの改善　……など

ケトジェニックダイエットは健康維持のための食事法

〝ダイエット〟というと「やせる方法」と思う人も多いかもしれません。しかし、日本ファンクショナルダイエット協会が定義づけたケトジェニックダイエットの場合は、英語の「Diet」本来の意味である「食事法」としてこの言葉を使っています。なぜなら、このダイエットは、ファンクショナル栄養学に基づき、健康体の人が健康を維持していくことを目的として考えられたものだからです。

そもそもファンクショナル栄養学は、健康的な食生活＝慢性的な不調の改善・疫病予防につながるという機能性医学の考えがベースにあります。つまり、食生活を見直すことが結果的に痩身効果をもたらすのであり、やせることだけが目的ではないのです。

食事から摂取するべき9種類の必須アミノ酸

※3大栄養素のひとつであるタンパク質は、臓器、筋肉、骨、血管、皮膚、髪の毛、歯、爪などの生体や、酵素などの機能性物質の形成に関わっています。タンパク質は通常20種類のアミノ酸から構成され、そのアミノ酸組成によって様々に分類されます。そして、その20種類のアミノ酸のうち、体内での合成や貯蔵ができない9種類は「必須アミノ酸」と呼ばれ、毎日の食事から摂取しなくてはいけません。

近年、日本人の平均寿命が長くなっている理由は、「食事の欧米化によりタンパク質の摂取量が増えたため」と唱える専門家もいます。しかし、健康維持まで考えると、タンパク質不足の人はまだまだ多いのが現状です。

［ タンパク質不足による体の不調 ］

症状	原因
筋肉の減少 皮膚・髪の毛・爪がもろくなる 傷が治りにくい	筋肉、皮膚、髪の毛、爪の原料となるタンパク質が不足
血管・歯茎・骨が弱くなる	タンパク質であるコラーゲン、鉄、ビタミンCの不足
免疫力の低下	抗体生成の低下 気道などのバリア機能の低下（コラーゲン不足）
むくみ	アルブミンの不足により、血管外に水分が漏れ血管に戻らなくなる
貧血、冷え、疲れ	ヘモグロビン減少による酸素不足 酸素運搬（貧血、血流）、エネルギー（ATP）合成 酵素の不足
腸が弱る、消化が悪い	酵素の働きの低下、腸管の萎縮
体調の低下、睡眠障害、うつ	ホルモンの不足、神経伝達物質の不足
老化、抗酸化力の低下	抗酸化物質（カロテノイド）の運搬、 抗酸化酵素自体の減少
肝機能の低下	酵素や解毒タンパク質の不足

※3大栄養素＝タンパク質、炭水化物、脂質

［ ケトジェニックダイエットピラミッド ］

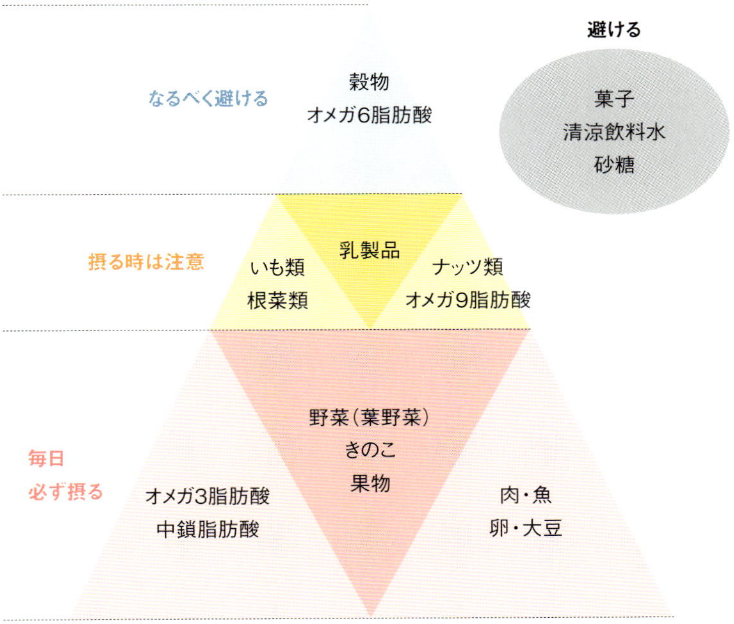

※乳製品・卵は、アレルギーや乳糖不耐症に注意。

上記のピラミッドは、ケトジェニックダイエットに従って栄養素を7つのグループに分けたものです。タンパク質以外の必要な栄養素については後述します。

毎日食べてOKなタンパク質源は〝肉〟

タンパク質を含む食品の中で、特におすすめなのが肉です。低糖質・高タンパクの食事法にはＭＥＣ食[※1]もありますが、卵やチーズ（乳製品）は遅延型食物アレルギーが起こりやすい食品。アレルギーがない人でも、食べ続けるとそのリスクが高まります。それに比べて肉はアレルギーを起こしにくく、継続的に食べることができます。

また、肉は必須アミノ酸をバランス良く含み、３００g程度で１[※2]日に必要なタンパク質量を摂取できます。タンパク質は毎日摂取しないと体内で適切に配分されないので、肉であれば無理なく摂取できるでしょう。他にも、鉄分や亜鉛などを豊富に含む、炭水化物を減らしても満腹感を得られるなど、多くのメリットがあります。

※1…肉、卵、チーズを中心に食べる食事法。　※2…1日に必要なタンパク質量は60～65gほど（体重により異なる）。

「糖質中毒」を抜け出し、脂肪をため込まない体に!!

欧米化した食生活は、タンパク質の摂取量を増やす一方で、糖質過多の傾向にあります。糖質の過剰摂取が引き起こすリスクを理解し、食生活を見直してみましょう。

糖質過多で太る原因は肥満ホルモン「インスリン」

糖質で溢れる現代人の食生活。それに伴い、肥満の人も増えています。一体、なぜなのでしょうか。食事から摂取した糖質は、体内でブドウ糖に分解されます。このブドウ糖の血中濃度（血糖値）が高くなると、膵臓から分泌されるのがインスリンというホルモンです。

インスリンは細胞にブドウ糖を取り込ませ、血糖値を下げようとします。そして、エネルギーとして利用されなかったブドウ糖は、グリコーゲンという物質になり、肝臓や筋肉に貯蔵されます。それと同時に、インスリンによってブドウ糖は脂肪細胞にも取り込まれてしまいます。これが、中性脂肪として蓄積し、肥満の原因となるのです。そのため、インスリンは別名「肥満ホルモン」と呼ばれています。

◉そもそも「糖質」とは何を意味しているの?

砂糖などの甘味料や果糖はもちろん、ごはん、パン、麺類、いも類なども糖質を多く含んでいます。「糖質＝炭水化物」と思われがちですが、実際は「糖質＝炭水化物－食物繊維」であることを覚えておきましょう。食物繊維は積極的に摂るべき成分であり、炭水化物制限ではなく糖質制限というのはそのためです。

反応性低血糖と糖質制限時の血糖値の変化

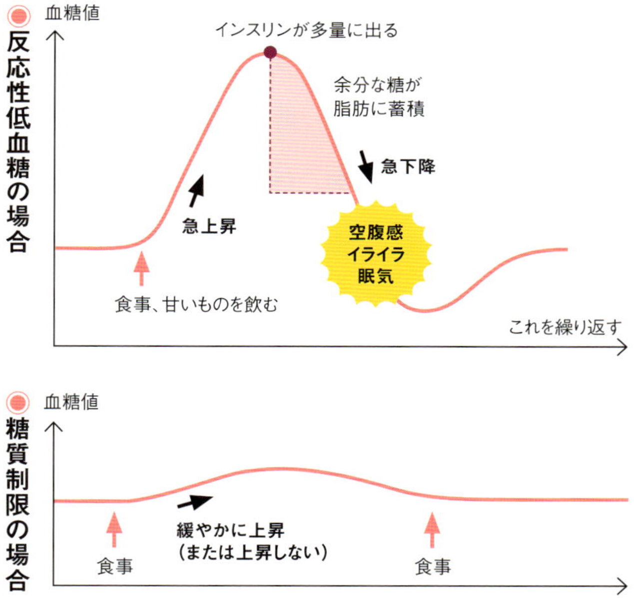

血糖値の変動が緩やかになると、空腹感やイライラ、眠気などが起こりにくくなります。また、インスリンの分泌量が抑えられ、中性脂肪の蓄積を防ぎます。

空腹感や食後の眠気は糖質制限で解消できる！

糖質過多が習慣になっている人は、〝糖質中毒〟といっても過言ではありません。タバコやドラッグと同様、精製された糖質には強烈な中毒性があり、ドーパミンの分泌を促します。空腹感も、「糖質を摂れ！」という脳からのサイン。そのため、糖質制限は空腹を感じにくくする効果もあります。

また、「反応性低血糖」により食後の眠気を感じている人も、基本的には糖質制限で改善できます。反応性低血糖とは、糖質摂取後のインスリン分泌が遅く、血糖値の急上昇と急降下が起こりやすい体質といえます。

＊反応性低血糖の主な症状

・食後の眠気や頭痛　・動悸
・手足のしびれや震え
・イライラや焦燥感

ブドウ糖に代わる“ケトン体”を作り出そう

体のエネルギー源は、糖質↓脂質↓タンパク質の順に使われます。そのため、糖質を摂取している限りは「解糖系」という回路※が回り、P12で述べたようにインスリンの働きで肥満のリスクが高まります。

では、糖質制限でエネルギー回路はどのように変化するのでしょうか。私たちの体には、自力で糖を合成する「糖新生」という仕組みがあります。筋肉を構成するアミノ酸、中性脂肪を構成するグリセロールを材料とし、肝臓で糖質を作るのです。しかし、糖新生で作れる糖の量には限りがあり、体は中性脂肪や中鎖脂肪酸を分解してエネルギーを作るようになります。この時、脂肪酸の一部が肝臓でケトン体に変わり、「ケトン体回路」が回るようになります。

エネルギー回路の仕組み

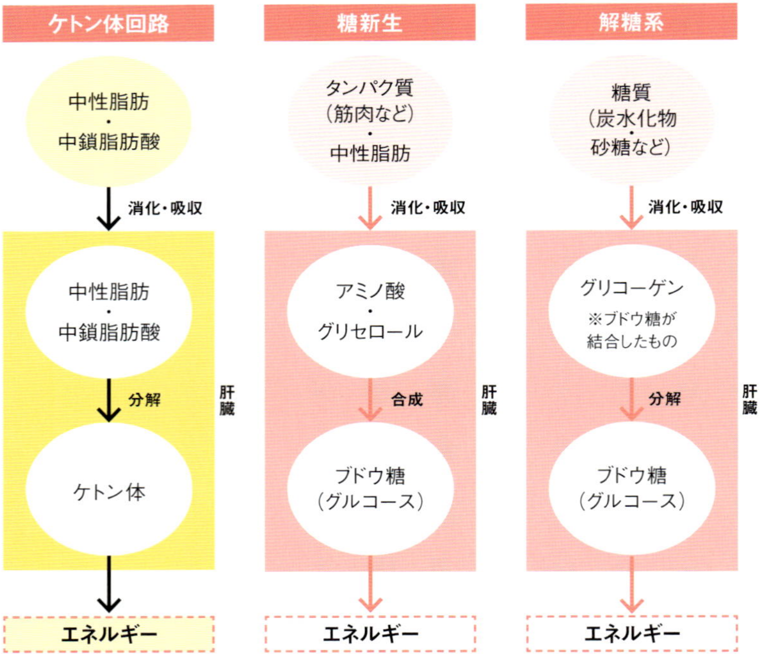

上の図は、私たちの体が備える3つのエネルギー回路の仕組みです。ケトン体回路の場合、中性脂肪や中鎖脂肪酸（P21参照）が直接肝臓に運ばれ、ケトン体に分解されます。

※本文中での「回路」とは、代謝経路のことを指します。

糖質たっぷり！ 要注意食材の例

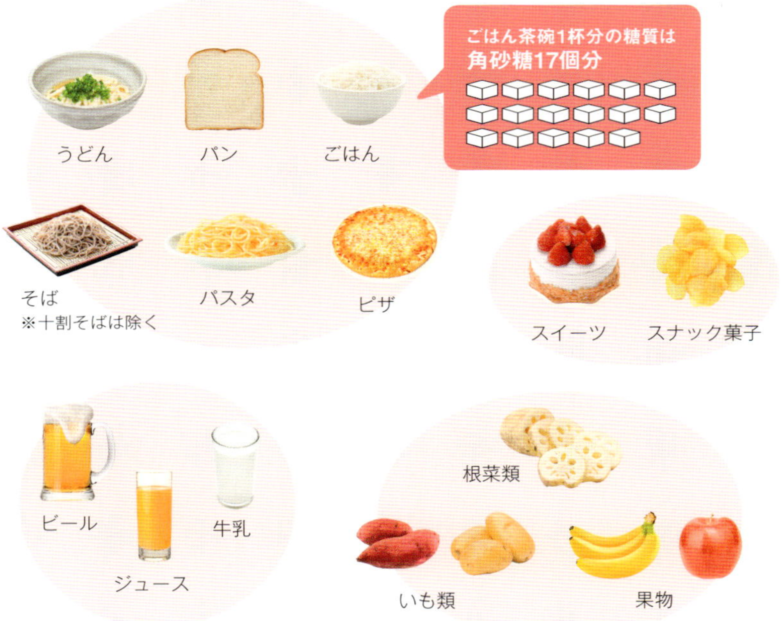
ごはん茶碗1杯分の糖質は
角砂糖17個分
うどん
パン
ごはん
そば
※十割そばは除く
パスタ
ピザ
スイーツ
スナック菓子
ビール
ジュース
牛乳
根菜類
いも類
果物

砂糖を使ったお菓子はもちろん、私たちが主食としているごはんやパン、麺類なども、糖質を多く含みます。これらを減らすことが、ケトジェニックダイエットの基本です。

ケトン体回路を回すと中性脂肪が燃焼される！

糖質制限により、体内のブドウ糖が枯渇した状態が続くと、体はケトン体回路を回し出します。ケトン体回路では、中性脂肪が脂肪酸とグリセロールに分解され、まず筋肉や肝臓のエネルギーになります。そして、肝臓に運ばれたエネルギーの残りはケトン体となり、他の臓器へと運ばれます。

特にケトン体の消費量が多いのは心臓、腎臓、脳の神経細胞です。脳の場合、長い間、血液脳関門を通過できるのは分子の小さいブドウ糖だけだと考えられていましたが、近年ケトン体も通過できることがわかりました。このようにエネルギー源を糖からケトン体にシフトし、脂肪酸を燃焼しやすくなった体は、〝ケトジェニックな状態〟であるといえるのです。

ケトジェニックダイエットのルールはシンプル！

実際の食生活にケトジェニックダイエットを取り入れていただくため改めて、ルールや食材の選び方をまとめました。

ケトジェニックダイエットを始める前に

ケトジェニックダイエットを行なうにあたり、いくつか心がけることや注意点があります。

1 筋肉量を減らさない

日々の体重変動に加え、「除脂肪体重」を意識することが大切です。除脂肪体重の減少＝筋肉や骨量が減少しているということ。まずは体組成計を用意し、毎日決まった時間に測定をしましょう。

2 実践する期間を決める

初めて取り組む時の目安は2週間。気になる症状があった場合は、医師の判断を仰ぎましょう。

3 体調をチェックする

◎糖尿病と診断され、治療中の人
◎肝機能や腎機能が悪い人
◎尿酸値が悪い人
◎成長期の子どもや、妊娠中の人
以上の人は、必ず主治医に相談してから行なってください。

◉除脂肪体重の計算方法

除脂肪体重とは、体重から体脂肪量を除いたものです。
①まずは体脂肪量を出します。
【体重（kg）】×【体脂肪率（%）】
＝【体脂肪量（kg）】
②体重から体脂肪量を引きます。
【体重（kg）】－【体脂肪量（kg）】
＝【除脂肪体重（kg）】
＊毎日決まった時間に、同じ条件で測定、記録しましょう。

ルール1 糖質は1食あたり20～40g以下に!

ケトジェニックダイエットにおける糖質制限の基準

- **ケトジェニック状態**
  ➡ **1食あたり糖質20g以下（1日60g以下）**
- **セミケトジェニック状態**
  ➡ **1食あたり糖質40g以下（1日60～120g）**

※ただし、糖質量が100gあたり10g未満の食品は「低糖質食品」とみなし、糖質としてカウントしない。

糖質20gとはどのくらい…?

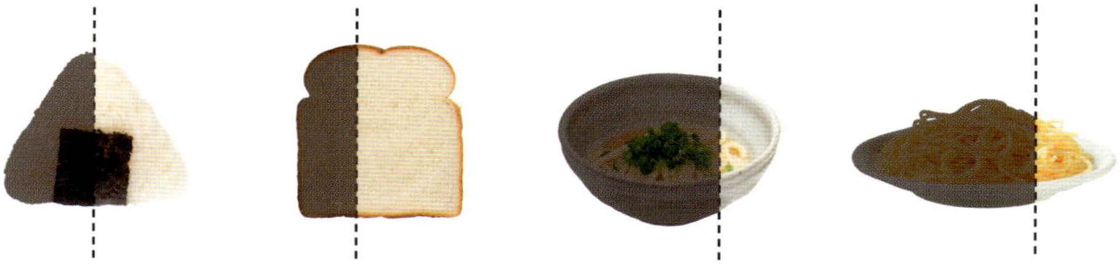

おにぎり（精白米）
約100g → 約50g

パン（食パン）
約60g → 約45g

うどん（ゆで）
約250g → 約100g

パスタ（ゆで）
約240g → 約75g

糖質20gを主食で摂取した場合、上記の通り少ししか食べられません。どうしても主食が欲しくなったら、こんにゃくや雑穀を使用した低糖質食品を活用しましょう。

〝主食〟という概念をなくすことから始めよう

糖質中毒から抜け出すためには、まず〝主食〟という概念をなくすことが前提となります。主食とは、祖先がある場所に定住するために作った決まりごとです。元を辿れば人間は、肉や木の実を中心に食べていました。ケトジェニックダイエットの特徴は、糖質の代わりに、カロリーを気にせず肉や魚をたっぷり食べて良いという点。つまり、「本来人間が摂るべき食事」に近い食事法なのです。

日本ファンクショナルダイエット協会では、「糖質は1食あたり20～40g、1日120g以下」を基準としています（ただし、糖質量が10％未満の食品は糖質としてカウントしません）。これを守り、体をケトジェニックな状態にキープしましょう。

ルール2 タンパク質を積極的に摂る!

タンパク質が豊富な食材

【肉】

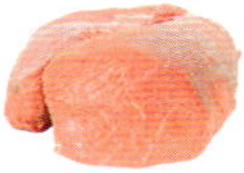
和牛赤身

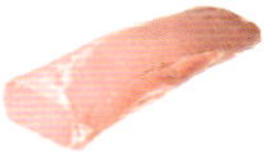
黒豚ヒレ肉

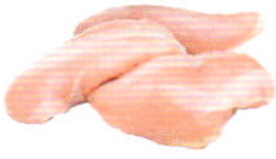
鶏肉ささみ

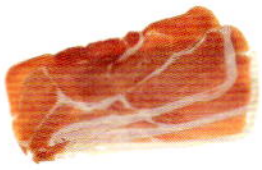
生ハム

【魚】

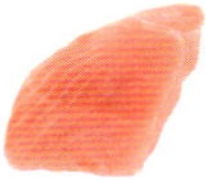
黒マグロ

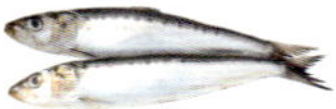
イワシ

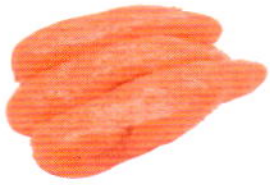
たらこ

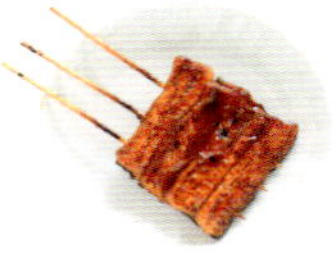
うなぎ

【卵】

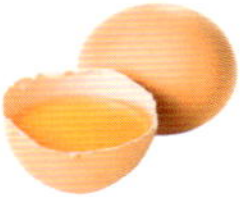
全卵

【乳製品】

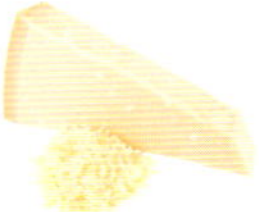

パルメザン
チーズ

【豆・豆製品】

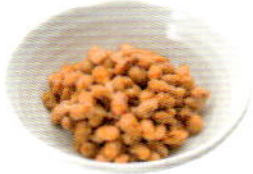
納豆

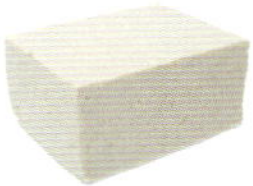
豆腐

タンパク質は毎日しっかり摂ろう

ここからは、ケトジェニックダイエットで特に重要視している栄養素と、その栄養素を多く含む食材を紹介していきます。

まずは体の様々な機能を構成しているタンパク質。ケトジェニックダイエットのルールでは、1日の摂取推奨量は体重1kgあたり1・2～1・6g[※1]。厚生労働省の「食事摂取基準」では、「男性は1日60g、女性は50g」[※2]なので、これよりやや多い量です。特に肉をおすすめしていますが、魚や卵、大豆製品なども上手に活用し、摂取推奨量をクリアしましょう。

まとめ

- **1日の摂取推奨量は体重1kgあたり1・2～1・6g。**
- **動物性、植物性どちらも◎。**

※1…体重1kgあたり2.0g以上は摂らないように。　※2…18歳以上の場合。

ルール3 食物繊維で腸内環境をととのえる!

食物繊維が豊富な食材

【水溶性食物繊維】 働き:腸内細菌のエサになる。

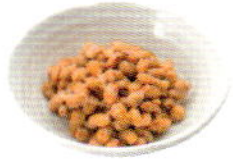
納豆※1

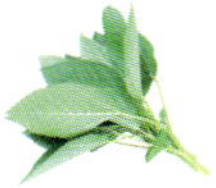
モロヘイヤ

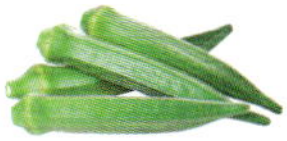
オクラ

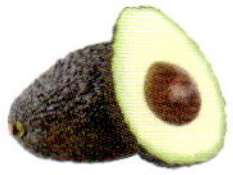
アボカド

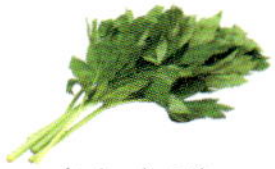
あしたば

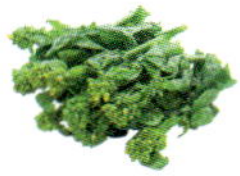
菜の花

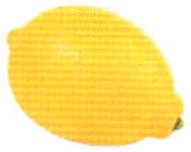
レモン

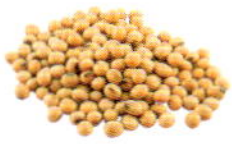
大豆

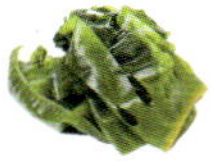
生わかめ

【不溶性食物繊維】 働き:便のカサを増やす。

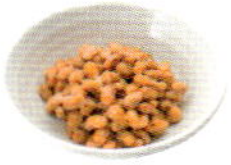
納豆※1

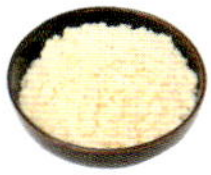
おから

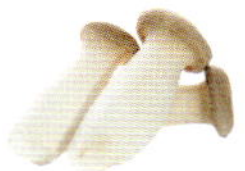
エリンギ

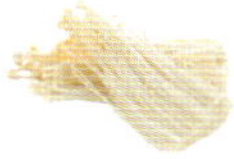
えのきたけ

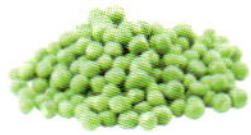
えんどう豆

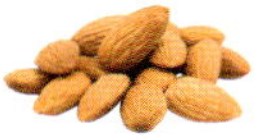
アーモンド

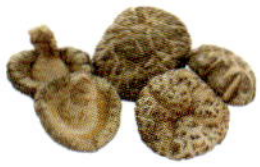
しいたけ

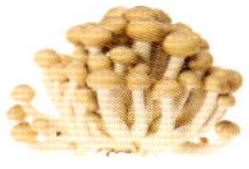
ぶなしめじ

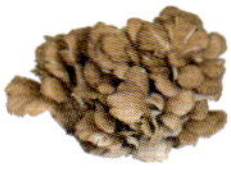
まいたけ

葉野菜、海藻、きのこで食物繊維を摂ろう

食物繊維とは、体内の消化酵素では分解できない食物中の繊維質で、野菜（葉野菜）やきのこ類、海藻類などに多く含まれています。食物繊維の主な働きは、腸内細菌のエサとなったり、便のカサを増やしたりすること。これにより、腸内環境を維持できるので、積極的に摂取しましょう。

ケトジェニックダイエットの場合は、1日の摂取推奨量※2を20g以上と定めており、「葉野菜、海藻、きのこで400g」が理想的です。葉野菜が苦手な人は、スムージーにして飲むのがおすすめです。

まとめ

- **腸内環境をととのえる。**
- **葉野菜、海藻、きのこを摂る。**
- **1日の摂取推奨量は20g以上。**

※1…納豆は水溶性、不溶性のどちらもバランス良く含んでいます。　※2…水溶性食物繊維と不溶性食物繊維の合計。

ルール4 ミネラルで体の機能を維持する!

ミネラルが豊富な食材

【カリウム】

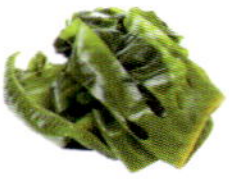
生わかめ

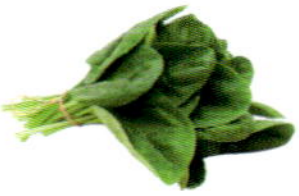
ほうれん草

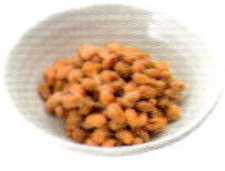
納豆

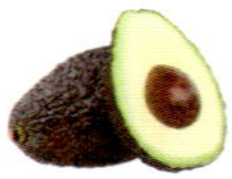
アボカド

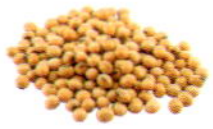
大豆

【カルシウム】

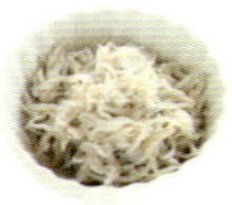
しらす干し

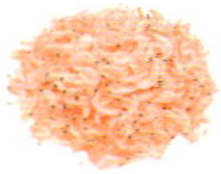
桜エビ

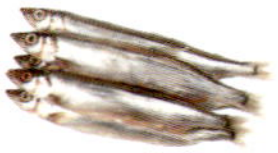
からふとししゃも

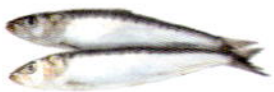
イワシ

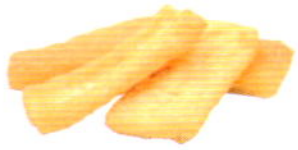
油揚げ

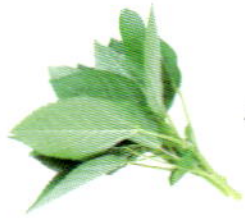
モロヘイヤ

【マグネシウム】

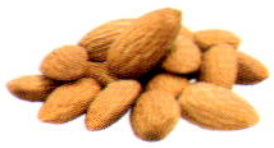
アーモンド

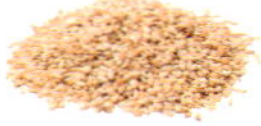
ごま

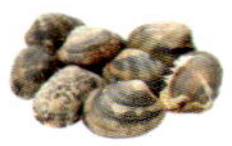
あさり

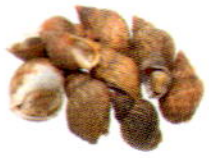
つぶ貝

ミネラルは糖質制限中の体の不調を回避する

ミネラルは、神経・筋肉の機能維持や、体液のバランス維持のために重要な栄養素です。そのため、1日あたりカリウム3・5g以上、カルシウム650mg以上、マグネシウム350mg以上を摂取するように心がけましょう。

また、ミネラルが不足すると、体の不調を引き起こしやすくもなります。例えば、ケトジェニックダイエット中はマグネシウム不足になることが多く、イライラやこむら返りなどの原因となります。

まとめ

- **体の機能を維持する。**
- **1日の摂取推奨量は、カリウム3・5g以上、カルシウム650mg以上、マグネシウム350mg以上。**

ルール5 脂質はオメガ3脂肪酸&中鎖脂肪酸を摂る!

オメガ3脂肪酸が豊富な食材

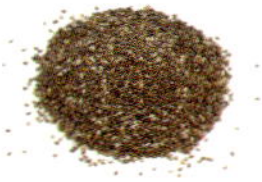
チアシード

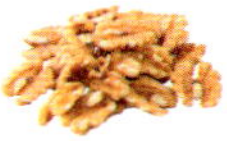
くるみ

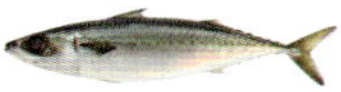
サバ

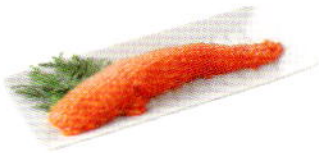
すじこ

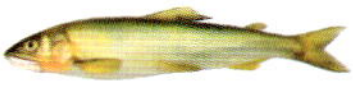
アユ

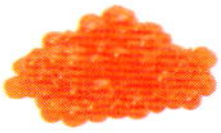
いくら

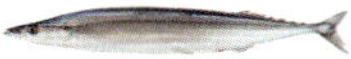
サンマ

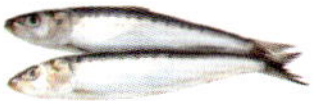
イワシ

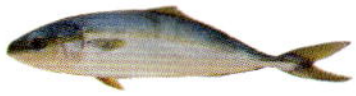
ブリ

オメガ3脂肪酸が豊富な油

（どの油もオメガ3を約50%含む）

おすすめ

アマニ油　えごま油　ヘンプシードオイル　サチャインチオイル　青魚の油

中鎖脂肪酸が豊富な油

ココナッツオイル　MCTオイル

オメガ3脂肪酸と中鎖脂肪酸を摂ろう

食品からの摂取が必要な「必須脂肪酸」には、オメガ3脂肪酸とオメガ6脂肪酸があります。オメガ6がアレルギーや炎症を促進させる一方で、オメガ3はそれを抑制します。そのため、1日のオメガ3の摂取推奨量は、2g※（小さじ1杯）以上。オメガ3は熱に弱いので、加熱調理は避けましょう。

また、ケトン体生成に力を発揮する「中鎖脂肪酸」が豊富なココナッツオイルやMCTオイルも摂ってOKな油です。ただし、摂りすぎには注意してください。

まとめ

- **1日のオメガ3脂肪酸の摂取推奨量は、2g以上。**
- **中鎖脂肪酸を含む油はケトン体生成に役立つ。**

※オメガ3脂肪酸が50%含まれる油の場合、倍の4g摂取することになります。

飲み物の選び方

○ 飲んでもOKなもの

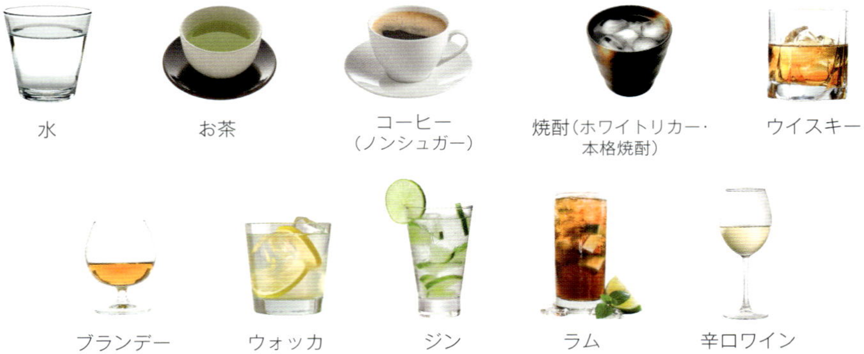

水
お茶
コーヒー
（ノンシュガー）
焼酎（ホワイトリカー・
本格焼酎）
ウイスキー
ブランデー
ウォッカ
ジン
ラム
辛口ワイン

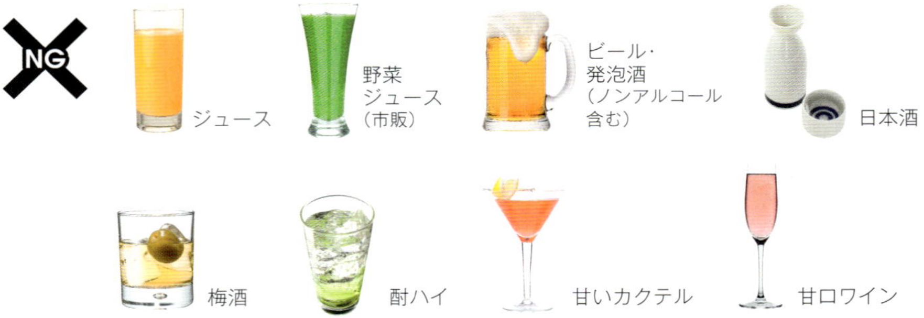

NG
ジュース
野菜
ジュース
（市販）
ビール・
発泡酒
（ノンアルコール
含む）
日本酒
梅酒
酎ハイ
甘いカクテル
甘口ワイン

種類に注意すれば飲酒もできる

ここでは、飲み物の選び方について説明します。1日に必要な水分は、およそ1・5ℓ。基本的には水やお茶が無難です。人工甘味料が入った飲み物の他、糖質の多い果物（果糖）が入ったジュースはおすすめできません。コーヒーはノンシュガーで飲みましょう。

なお、過度の摂取をしなければ飲酒はOK。ただし、お酒の種類には注意が必要です。蒸留酒は糖質が0ですが、それ以外のお酒は※「糖質0」のものを選びましょう。「カロリー0・糖類0」の表記があっても、糖質が0とは限りません。

まとめ

- **基本的に、水かお茶が◎。**
- **人工甘味料や果糖に注意。**
- **カロリー0・糖類0に注意。**

※栄養表示基準に基づき、100mℓあたり糖質0.5g未満は「糖質0（ゼロ）」と表記されます。

調味料の選び方

○ 使ってもOKな調味料

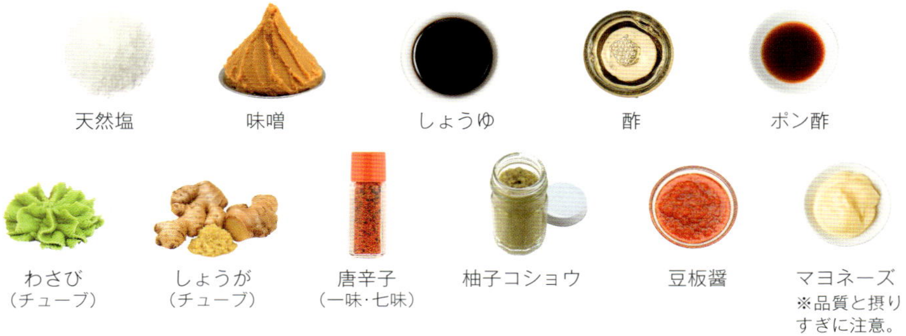
天然塩
味噌
しょうゆ
酢
ポン酢
わさび
（チューブ）
しょうが
（チューブ）
唐辛子
（一味・七味）
柚子コショウ
豆板醤
マヨネーズ
※品質と摂り
すぎに注意。

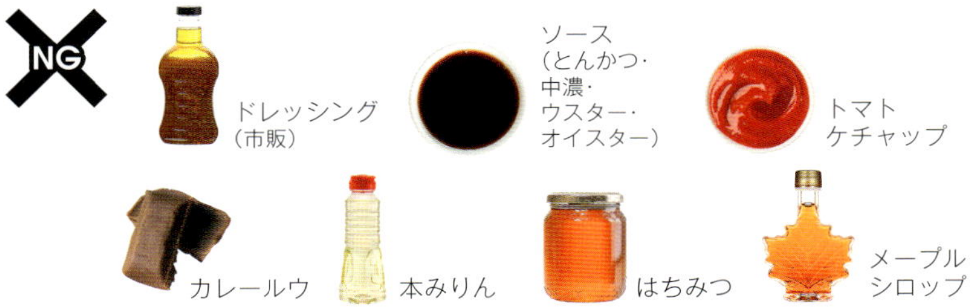
NG
ドレッシング
（市販）
ソース
（とんかつ・
中濃・
ウスター・
オイスター）
トマト
ケチャップ
白味噌
カレールウ
本みりん
はちみつ
メープル
シロップ

代替品	砂糖→ラカントS／とろみづけ→サイリウム、グアーガム みりん・料理酒→糖質0の日本酒／パン粉→おからパウダー 小麦粉→大豆粉、おからパウダー、ふすま粉

糖質制限の落とし穴 調味料に注意しよう

続いて、見落としがちな調味料の選び方について説明します。調味料の中には、糖質を多く含むものもあります。例えば、ソースやケチャップ。これらはきちんと量り、少量使いを心がけましょう。また、砂糖やみりんなどは、糖質が少ない代替品が便利です。

糖質制限食ではOKとされているマヨネーズも、摂りすぎには注意。なぜなら、リノール酸（オメガ6）が使われている可能性があるからです。市販のドレッシングも同様の理由で避けましょう。

まとめ

- **ソース、ケチャップ、みりんなどは糖質が多い。**
- **市販のマヨネーズやドレッシングに注意。**

COLUMN 1

外食時のメニュー選び

3食自炊が難しい人のために、外食時のルールを紹介します。

レストラン・定食屋

**お店で出てくるメニューの多くは、炭水化物が中心。
以下のポイントを押さえた食事を心がけましょう。**

①ごはんやパンは注文しないor残す!

肉・魚料理をメインにし、葉野菜のサラダやソテーなどを合わせるのが◎。ファミリーレストランのように、おかずを単品で注文できるお店がおすすめです。定食屋の場合、ごはんは残すか、最初からごはん抜きで注文するようにしましょう。

②ドレッシングやソースに注意!

実は糖質を多く含むのが、ドレッシングやソース。これらは別添えにし、余計な糖質を摂取しないように少しだけつけて食べます。

③意外にもフレンチやイタリアンがヘルシー

フレンチやイタリアンは、調味料に砂糖を使うことがほとんどなく、糖質制限に向いた料理です。ただし、小麦粉やパン粉を使ったフライや、いも類を使ったつけ合わせは避けるようにしてください。

和食は必ずしもヘルシーではない

和食には、焼き魚や納豆、だし巻き卵など……ヘルシーなメニューがたくさんあります。中でも、野菜やタンパク質が豊富に摂れる鍋物は、糖質制限食にぴったりです（〆のごはんや麺類はＮＧ）。

しかしその一方で、大量の砂糖やみりんで味つけされた煮物や照り焼きなどは注意が必要。自炊の場合は材料の置き換え（Ｐ23）が可能ですが、外食では避けるのが無難です。また、小麦粉の衣や糖質の多い野菜を使用する天ぷらも避けたほうが良いでしょう。

— 注文例 —

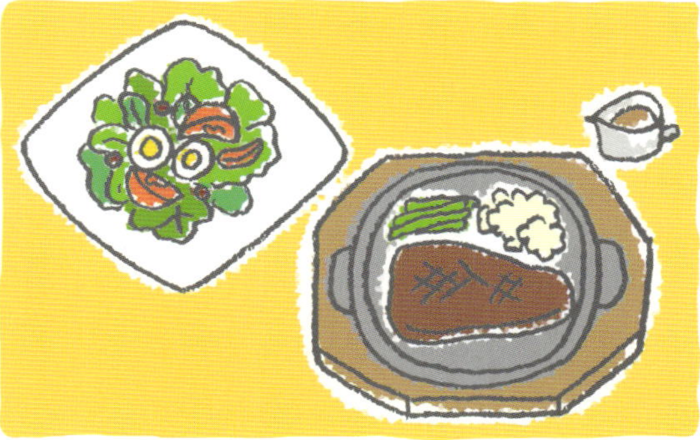

肉料理の場合は、つけ合わせにポテトやにんじん、コーンなどが多いので注意が必要。また、ソースも糖質量の低いものを選びます。葉物のサラダを組み合わせてバランス良く。

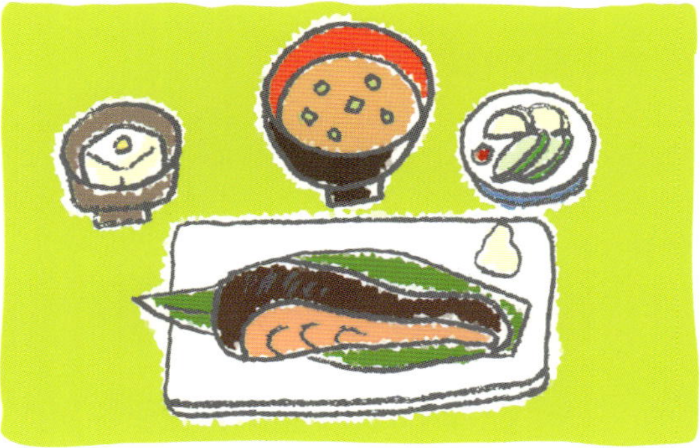

魚料理の場合は、砂糖を使用する煮魚ではなく焼き魚か刺身をチョイス。単品の冷奴やサラダなどをプラスすると、ごはんを抜くことによる物足りなさが解消されます。

◉「地中海食」の健康効果がすごい!

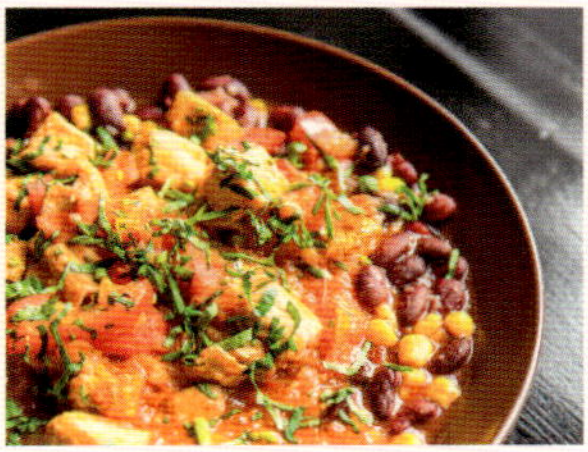

イタリアンを含む「地中海食」は、油にオリーブオイルを利用し、野菜、豆、魚介類などをたっぷり食べるのが特徴です。これが肥満を解消する他、動脈硬化や糖尿病の予防につながるとして、世界中で注目されるようになりました。糖質制限を行ないながら地中海食の良さを取り入れることで、さらに食事の楽しみが広がるかもしれません。

コンビニ食品

低糖質食品はコンビニでも揃えることができます。
以下のポイントを意識し、うまく活用しましょう。

❶糖質量は必ずチェックしてから買う!

栄養成分表示（P27参照）の糖質欄をチェックし、**糖質量が全体の10%以下のもの**を選びましょう。糖質量の表記がない場合は、「炭水化物－食物繊維」で導くことができます。最近では、糖質量を表面にわかりやすく表記し、低糖質をウリにしている商品も増えつつあります。

❷食品添加物に注意する!

加工食品の多くは、人工甘味料、着色料、保存料、発色剤……など様々な食品添加物が使用されており、中には健康被害をもたらすとされているものもあります。これらをすべて避けて食品を選ぶのは難しいかもしれませんが、原材料表示（P27 参照）をチェックする習慣をつけましょう。

【食べてもOKなコンビニ食品の例】

- 葉物の野菜サラダ（ドレッシングの糖質に注意）
- サラダチキン（合成着色料など不使用のもの）
- 炒め物（砂糖、みりん不使用のもの）
- 魚の塩焼き（焼いただけのシンプルなもの）
- おでん（糖質の多い汁は少なめ）　・ゆで卵、半熟卵
- 納豆、豆腐、枝豆　・ツナ缶　・ハム
- 素焼きのナッツ類
（ローストアーモンド、くるみ、マカダミアナッツ）
- チーズ　・するめ　・スモークタン　・寒天ゼリー

食品ラベルの見方

加工食品を購入する際は、
原材料や成分を必ずチェックしましょう。

原材料表示

加工食品には原材料表示の義務があるため、
基本的にはすべての原材料が記載されています。

【表示例】

名称　のり弁当
原材料名　ごはん、かつお節、のり、白身魚フライ、ちくわ天、卵焼き、ソース、調味料（アミノ酸等）、甘味料（ステビア）、ソルビット、pH調整剤、グリシン、糊料（加工でんぷん、増粘多糖類）、酸化防止剤（V.C、V.E）、リン酸塩（Na、K）、着色料（カロテノイド、カラメル、クチナシ）、発色剤（亜硝酸Na）、香料

原材料は、重量が多い順に並んでいます。糖質の多い小麦粉、じゃがいも、砂糖などが記載されていたら注意が必要です。また、以下のような危険な添加物も要チェック。できる限り避けるようにしましょう。

甘味料：アスパルテーム、アセスルファムK、サッカリンNaなど
保存料：安息香酸Na、ソルビン酸Kなど
発色剤：亜硝酸Naなど　　着色料：タール色素など

栄養成分表示

栄養成分表示は健康増進法で定められており、
100gあたりや1個あたりなどで記載されています。

【表示例】

栄養成分表示（100gあたり）	
エネルギー	143kcal
たんぱく質	12.1g
脂　質	5.3g
炭水化物	6.8g
食物繊維	9.4g
ナトリウム	247㎎

特に注目するのが炭水化物と食物繊維の含有量。炭水化物は「糖質」と表記されている場合もありますが、「炭水化物（g）－食物繊維（g）」で糖質量を導くことができます。

COLUMN 2

低糖質食品を活用しよう

糖質制限をしていても楽しめる、低糖質の食品を紹介します。

市販の低糖質食品で無理なく糖質制限できる

糖質制限の考えが広まるにつれ、様々な企業で低糖質食品が開発されています。ケトジェニックダイエットのルールでは、「糖質量が100gあたり10g未満の低糖質食品は、糖質としてカウントしない」としています。そのため、どうしても主食が食べたい、お酒が飲みたいなどといった時には、これらの食品を利用することで食事の楽しみが増すはずです。さらに、低糖質食品と合わせて、ケトジェニックダイエット中も使える調味料にも注目してみましょう。

主食

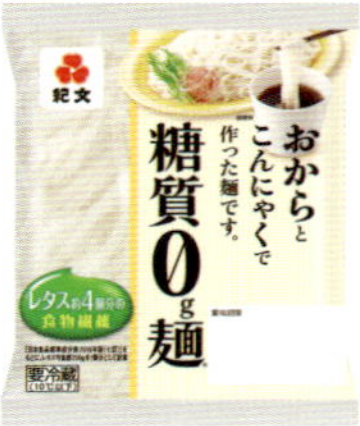

主食

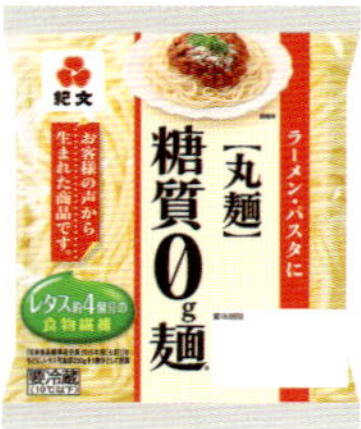

紀文
糖質0g麺／糖質0g麺（丸麺） ※パッケージは各2種類

おからとこんにゃくで作った、糖質0g・低カロリーのヘルシー麺。食物繊維はなんとレタス約4個分。用途に合わせて使い分けられる、平麺タイプと丸麺タイプがあり、ゆでずに水洗いだけで調理できます。

主食

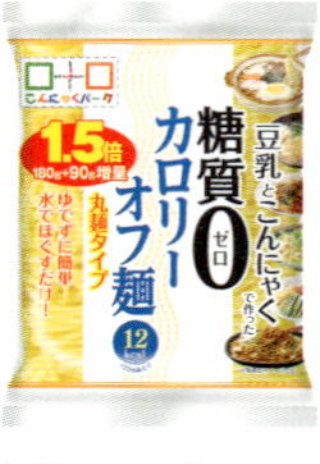

主食

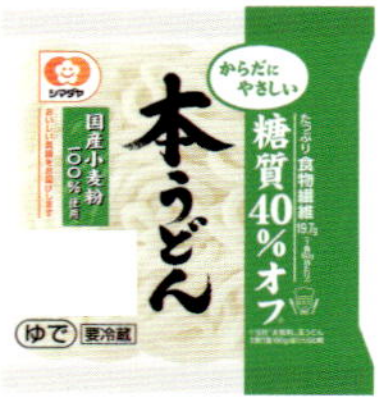

ヨコオデイリーフーズ
糖質0 カロリーオフ麺 丸麺タイプ

豆乳とこんにゃくを使った、糖質0gの中華麺（丸麺）タイプ。ゆでずに水洗いだけで調理できます。

シマダヤ
本うどん 糖質40%オフ

国産小麦粉に難消化性でんぷんを加え、うどん本来の食感に。糖質オフでも、おいしさはそのまま。

※2016年6月現在の情報です。各問い合わせ先はP110に記載しています。

主食

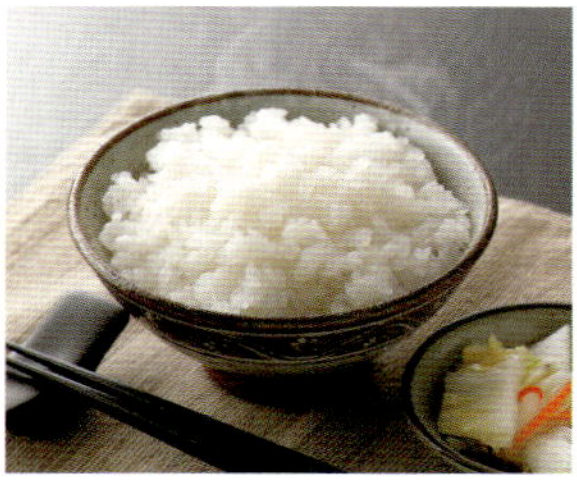

ABS

乾燥こんにゃく米

普通のごはんよりも糖質を80%カットしたこんにゃく米。リゾットやドリアなどにしてもおいしい。

主食

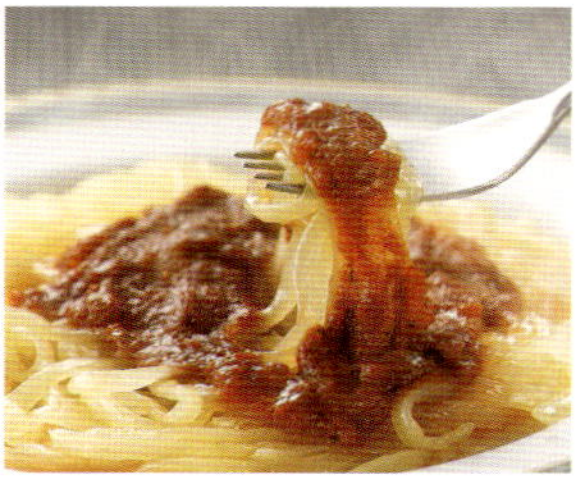

サン食品

こんにゃくパスタシリーズ

フライパンで炒めるだけでできる、こんにゃく麺を使ったパスタ。食物繊維やカルシウムも豊富。

酒

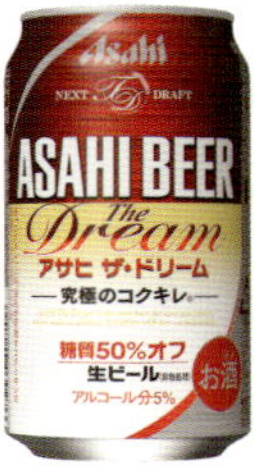

アサヒビール

アサヒ ザ・ドリーム

糖質50%オフでありながら、コクとキレを極限まで高めたビール通のための本格生ビール。

主食

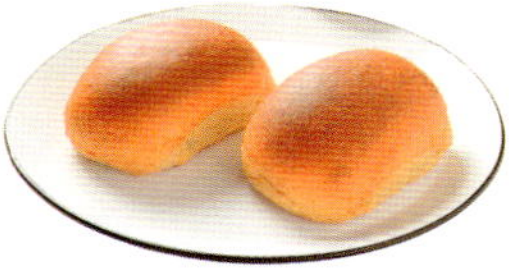

ローソン

ブランパン（2個入）

オーツ麦ブラン（ふすま）を使った糖質が控えめなパン。一般のロールパンより、糖質は約84%カット。

酒

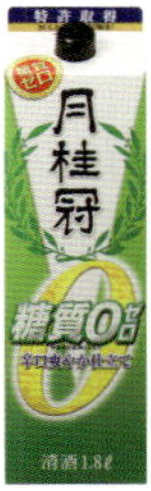

月桂冠

糖質ゼロ

日本酒で初めての糖質0商品。甘味と酸味を抑えた超辛口の飲み口で、料理との相性はバツグン。

酒

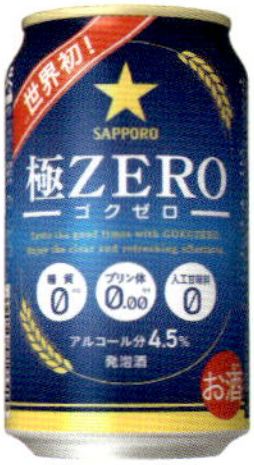

サッポロビール

極ZERO

世界初「プリン体0.00、糖質0、人工甘味料0」を実現。爽快なのどごし&すっきりした後味が特長。

プロテイン

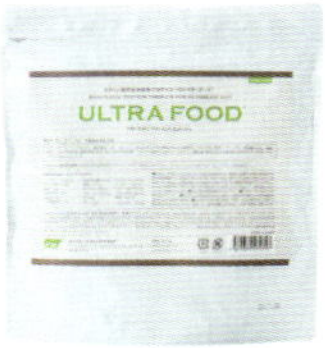

日本機能性医学研究所
ウルトラ・フード

ビタミン配合・玄米由来のプロテイン。筋肉量を減らさない、健康的なダイエットに適しています。

清涼飲料水

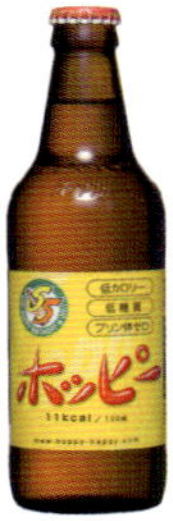

ホッピービバレッジ
ホッピー ※アルコール度数0.8%

「焼酎との割り飲料」のパイオニアでもある、低糖質、低カロリー、プリン体0のビアテイスト飲料。

◉ケトジェニックダイエット中にも使える調味料

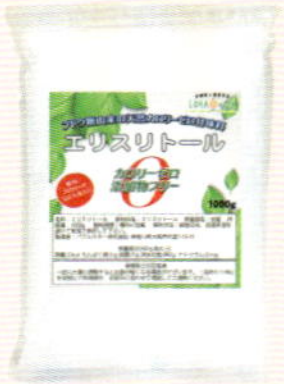

バブルスター
エリスリトール

果実や発酵食品に含まれる希少糖の一種で、糖代謝に影響しない体にやさしい天然カロリー0甘味料。

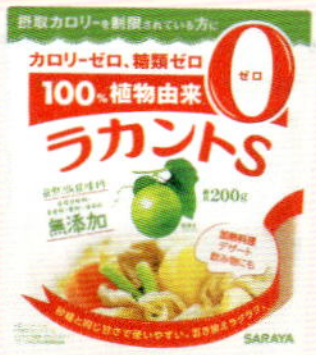

サラヤ
ラカントS

「羅漢果」「エリスリトール」という2つの天然素材から作られ、血糖値に影響がない甘味料です。

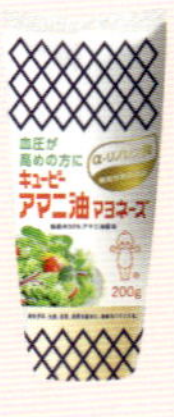

キユーピー
アマニ油マヨネーズ

アマニ油を使い、血圧が高めの方にも最適な機能性表示食品。塩分を抑えながらも、味の満足感は◎。

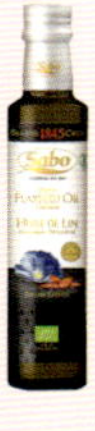

ミトク
Sabo フラックスオイル(アマニ油)

オメガ3が豊富なオーガニックの亜麻の実から低温圧搾して採れたオイル。軽い口当たりでマイルド。

Chapter 2

使い勝手バツグン!

作り置き＆調味料レシピ

毎日自炊するのが難しい人のために、作り置きレシピを紹介します。どのおかずも冷蔵で１週間ほどは保存可能。週末に作っておけば、お弁当のおかずや、疲れて帰ってきた日の晩ごはんに大活躍します。また、使い勝手の良い手作り調味料のレシピも紹介します。糖質や添加物を気にしなくて良いので､いろいろな料理に活用しましょう。

Ketogenic Diet

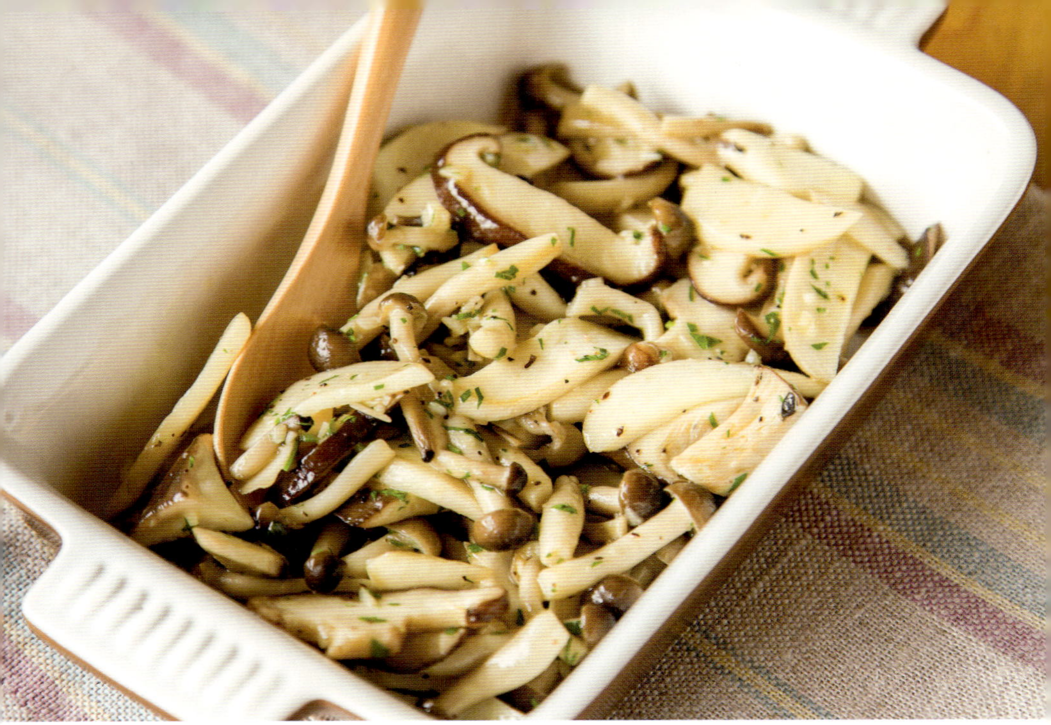

きのこ類の食物繊維が、腸内環境をととのえる！

きのこのマリネ

1人分 **糖質 6.1g** タンパク質 3.8g 食物繊維 4.4g 152kcal

材料2人分

エリンギ…1パック(60g)
しめじ…1パック(100g)
しいたけ…4個
オリーブオイル…大さじ2
にんにく(みじん切り)…2かけ分
塩…小さじ⅓
黒コショウ…少々
レモン汁…大さじ1〜2
パセリ(みじん切り)…大さじ1

作り方

1 きのこ類の石づきを取り、サッと水洗いしてザルにあげて水気をきる。それぞれ食べやすい大きさに切る。
2 フライパンにオリーブオイルとにんにくを熱し、香りが出てきたら1を入れて強火にしてサッと炒め、塩、黒コショウで味をととのえる。
3 少し冷ましてからレモン汁をかけ、パセリを混ぜる。

ミネラルが豊富で低カロリー

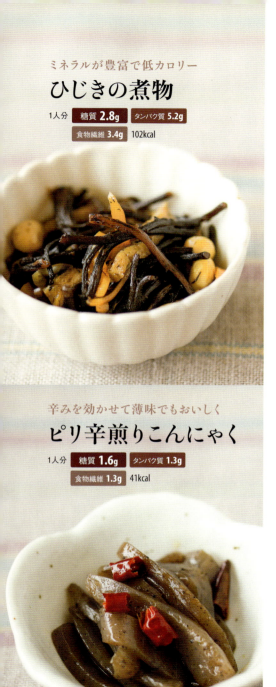

ひじきの煮物

1人分 糖質 2.8g タンパク質 5.2g 食物繊維 3.4g 102kcal

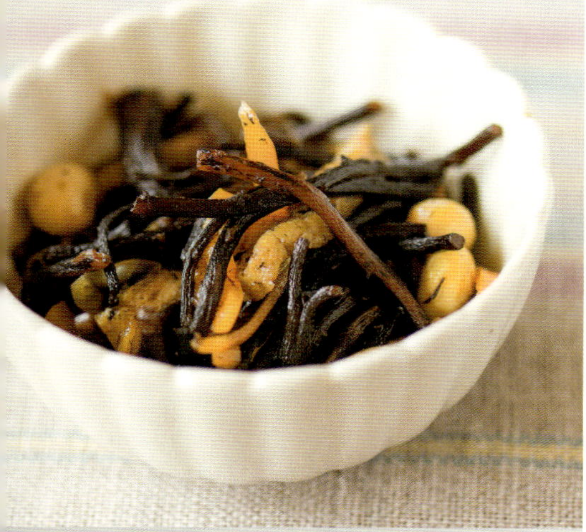

材料4人分

乾燥ひじき…10g
オリーブオイル…大さじ1
にんじん（短冊切り）…½本分
油揚げ（短冊切り）…1枚分
大豆（水煮）…1袋（100g）
だし汁…400cc
しょうゆ…大さじ1
酒（糖質0）…大さじ1
ラカントS…小さじ2

作り方

1 乾燥ひじきはお湯（分量外）につけて戻し、よく洗って水気をきる。
2 鍋にオリーブオイルを熱し、1、にんじん、油揚げ、大豆を入れて炒める。
3 2にだし汁、しょうゆ、酒、ラカントSを加え、水分がほぼなくなるまで煮つめる。

辛みを効かせて薄味でもおいしく

ピリ辛煎りこんにゃく

1人分 糖質 1.6g タンパク質 1.3g 食物繊維 1.3g 41kcal

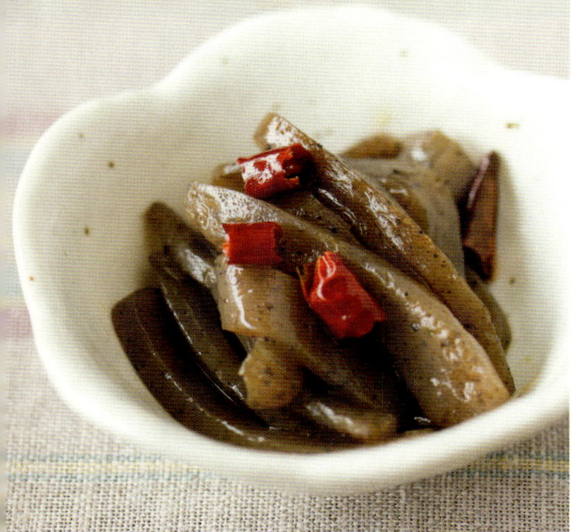

材料4人分

こんにゃく…1枚（大きめ）
ごま油…小さじ2
鷹の爪（輪切り）…小さじ1
酒（糖質0）…大さじ3
しょうゆ…大さじ3
だし汁…100cc

作り方

1 こんにゃくは食べやすい大きさに切り、鍋に入れて乾煎りする。
2 1にごま油、鷹の爪、酒を加えて炒める。火が通ったら、しょうゆ、だし汁を加えて汁気がなくなるまで煮つめる。

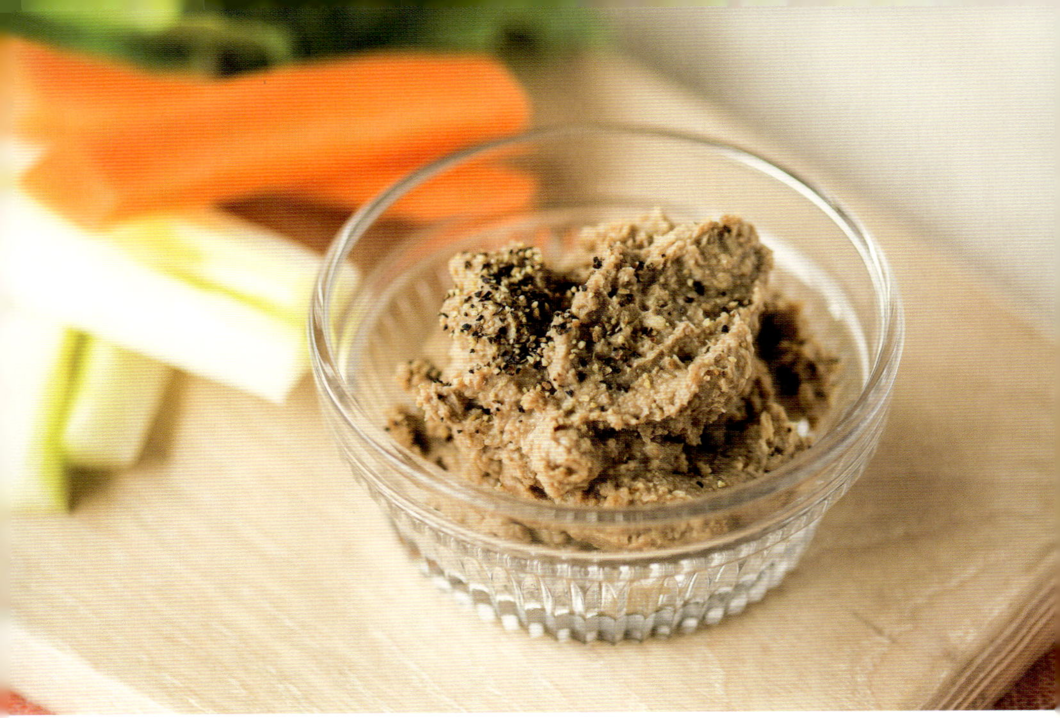

鉄分豊富で女性に嬉しい！ ワインとの相性も◎

レバーペースト

1人分 **糖質 4.2g** タンパク質 **10.5g** 食物繊維 **0.5g** 290kcal（野菜を除く）

材料4人分

鶏レバー…200g
塩、コショウ…少々
オリーブオイル…大さじ2
玉ねぎ（薄切り）…½個分
にんにく（薄切り）…1かけ分
赤ワイン…50cc
生クリーム…100cc
バター（食塩不使用）…大さじ2
黒コショウ…少々
野菜（お好みで）…適量

作り方

1 鶏レバーは流水に5分ほどさらしてよく水気をきる。筋や血管を除きながら一口大に切って塩、コショウをふる。
2 フライパンにオリーブオイルを熱し、玉ねぎ、にんにくを入れて炒める。玉ねぎが透き通ってきたら、1を加えてつぶすように炒める。
3 2の鶏レバーに火が通ったら、赤ワインを加える。水分がほとんどなくなるまで煮つめたら、生クリーム、バターを加え、さらに煮つめる。
4 ミキサーに3を入れ、ペースト状にする。
5 器に盛り、黒コショウをふる。お好みの野菜を添える。

良質なタンパク質が豊富!

大豆のチリコンカン

1人分　糖質 11.8g　タンパク質 15.2g
食物繊維 4g　269kcal

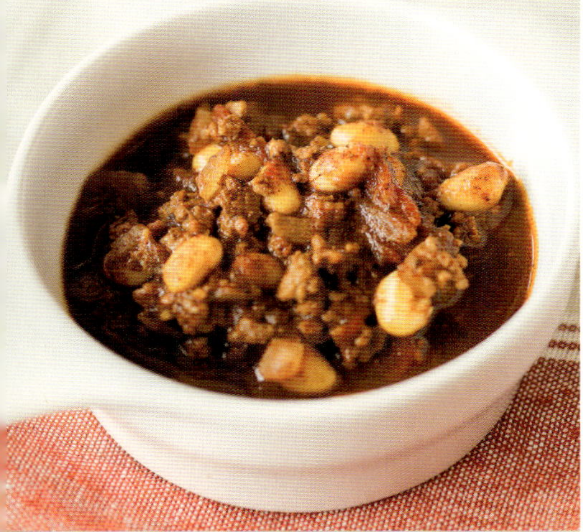

材料4人分

オリーブオイル…大さじ2
玉ねぎ(粗みじん切り)…1個分(大)
にんにく(すりおろし)…1かけ分
牛ひき肉…200g
大豆(水煮)…1袋(100g)
ホールトマト…1缶(400g)
水…200cc
コンソメ(顆粒)…小さじ2
チリパウダー…大さじ2
塩、コショウ…少々

作り方

1 鍋にオリーブオイルを熱し、玉ねぎ、にんにくを入れて炒め、玉ねぎが透き通ってきたら牛ひき肉、大豆を加える。
2 1にホールトマトを手でつぶしながら加える。さらに水、コンソメ、チリパウダーを加え、水分が$\frac{1}{3}$の量になるまで弱火で煮込む。
3 塩、コショウで味をととのえる。

一品プラスしたい時に最適!

キャロットラペ

1人分　糖質 15.2g　タンパク質 1.3g
食物繊維 4.9g　199kcal

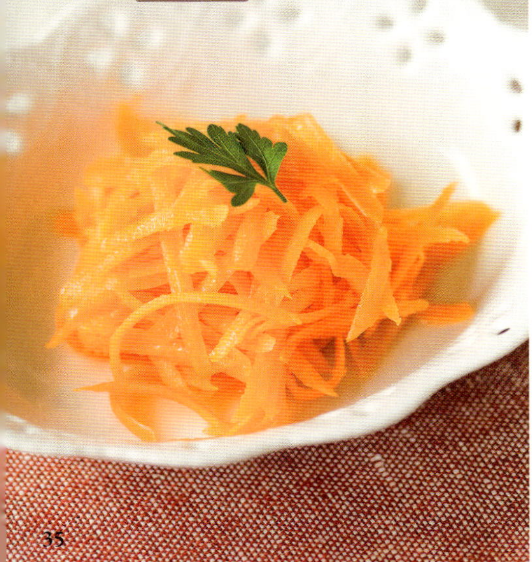

材料4人分

酢…80cc
オリーブオイル…大さじ2
塩…少々
にんじん(細切り)…2本分
イタリアンパセリ(飾り用)…適量

作り方

1 ボウルに酢、オリーブオイル、塩を入れて混ぜ合わせる。
2 にんじんを加えてよく混ぜ合わせ、一晩漬け込む。

MEMO

冷蔵庫で2週間は保存可能です。根菜は糖質を含むので、一度に食べすぎないようにしましょう。

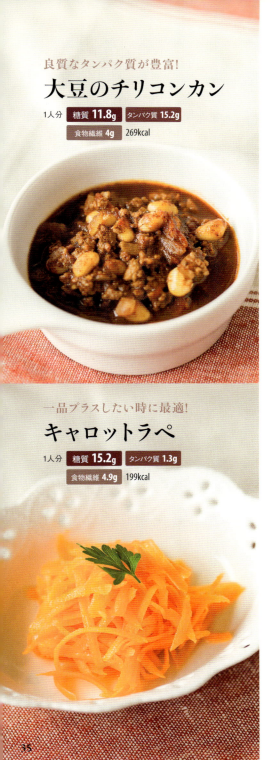

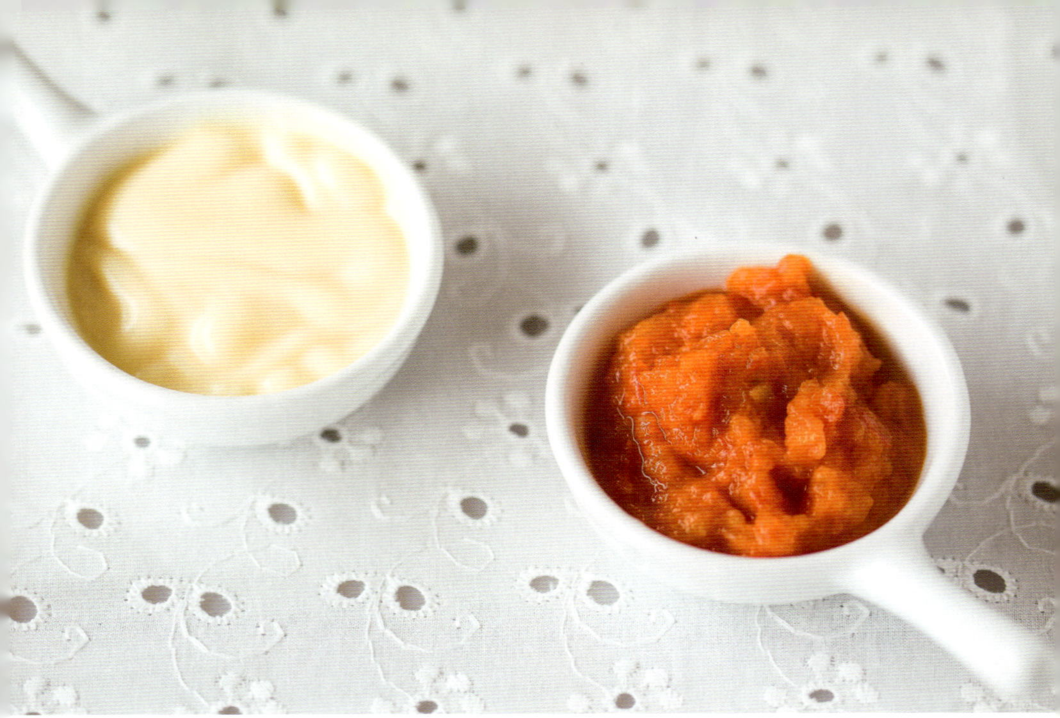

肉を炒める時の
油としても使える!

手作りマヨネーズ

糖質 2.9g　タンパク質 3.3g
食物繊維 0g　1741kcal

材料230cc

卵黄(室温に戻す)…1個
レモン汁…大さじ1
塩…小さじ¼
白コショウ…少々
アマニ油
(なければオリーブオイル)…180cc

作り方

1 ボウルに卵黄、レモン汁、塩、白コショウを入れてよく混ぜ合わせる。
2 1にアマニ油を少量ずつ加えながら、泡だて器でよく混ぜ合わせる。

パイナップルの甘味と酸味が
トマトにマッチ!

手作りケチャップ

糖質 39.1g　タンパク質 3.6g
食物繊維 6.8g　295kcal

材料500cc

オリーブオイル…大さじ1
玉ねぎ(みじん切り)…1個分
完熟トマト(みじん切り)…1個分
パイナップル(みじん切り)…200g分

作り方

1 鍋にオリーブオイルを熱し、玉ねぎを入れて炒める。
2 玉ねぎが透き通ってきたら、完熟トマト、パイナップルを加え、水分が半量になるまで弱火で煮込む。

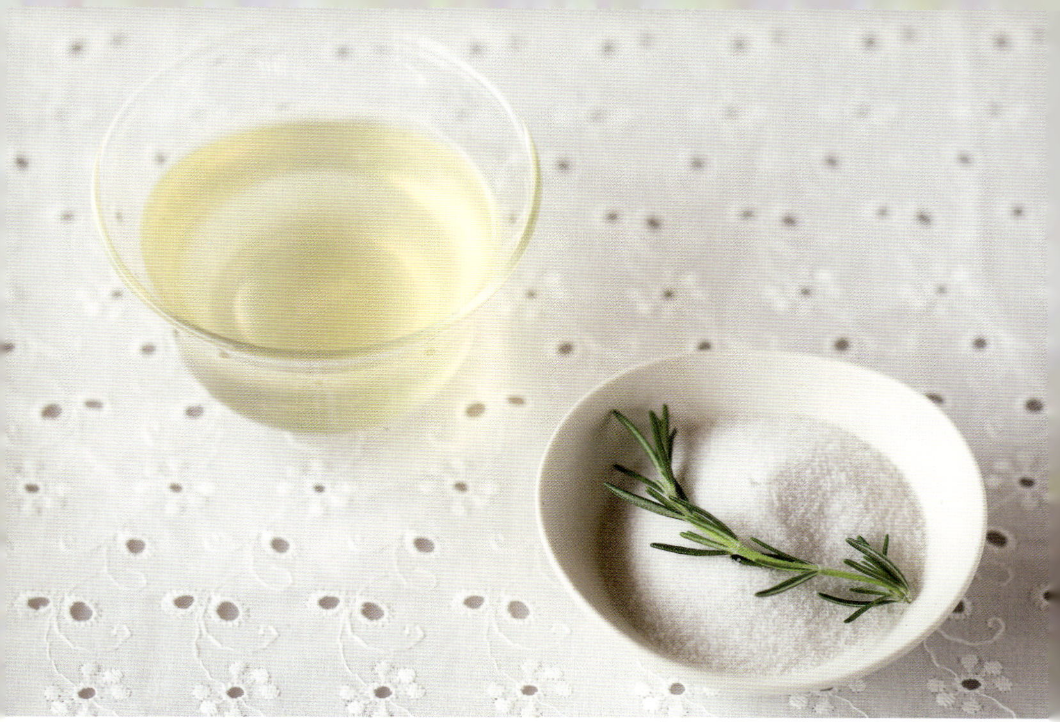

しっかり味のだしは
和食でも洋食でも使える!

万能だし

糖質 3g　タンパク質 3g
食物繊維 0g　20kcal

材料

水…1ℓ　昆布…15cm　かつお節…30g

作り方

1　鍋に水とよく拭いた昆布を入れて一晩おく。
2　1を中火にかけ、沸騰したらかつお節を入れる。かつお節がフワッと浮き上がったら、火を止めて冷ます。
3　2をこし、密閉容器に入れて冷蔵庫で保存する。

MEMO

昆布とかつお節を使い、しっかりとした味に。他の調味料を使わなくても料理の味に深みが出ます。

肉や魚料理に
ハーブの香りをプラス!

ハーブ塩

糖質 0g　タンパク質 0g
食物繊維 0g　0kcal

材料

粗塩…100g
ローズマリー
(タイムやセージでもOK)…1枝

作り方

食品保存袋に塩とローズマリーを入れ、1日以上おく。

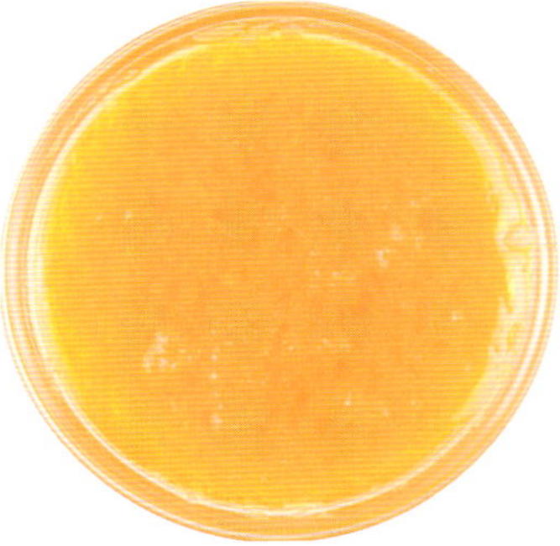

野菜の甘さを楽しむ、良質のオイル

にんじんドレッシング

糖質 **17.4g** タンパク質 **5.4g** 食物繊維 **3.1g** 1461kcal

材料300cc

にんじん（すりおろし）…½本分
玉ねぎ（すりおろし）…¼個分
塩…小さじ2
白コショウ…少々
白ワインビネガー…100cc
オリーブオイル…150cc

作り方

1 ドレッシングボトルにすべての材料を入れ、よく混ぜ合わせる。
2 そのまま1時間ほどおく。

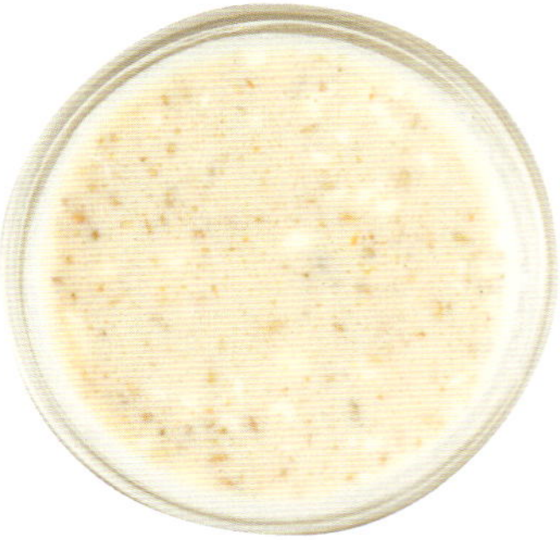

生野菜にたっぷりかけたい

ごまドレッシング

糖質 **8.9g** タンパク質 **7.6g** 食物繊維 **3.7g** 367kcal

材料230cc

白練りごま…大さじ2
白すりごま…大さじ2
酢…大さじ1
手作りマヨネーズ
（作り方はP36参照）…大さじ2
味噌…小さじ2
しょうゆ…小さじ2
塩…少々
だし汁…100cc

作り方

1 ボウルにだし汁以外の材料を入れて混ぜ合わせる。
2 1にだし汁を少しずつ加え、よく混ぜ合わせる。

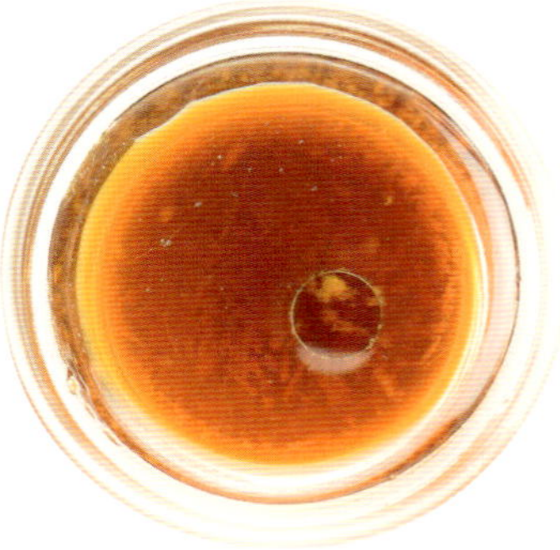

オメガ3脂肪酸がたっぷり！

アマニ油としょうがのドレッシング

糖質 **4.1g** タンパク質 **1.1g** 食物繊維 **0.3g** 520kcal

材料140cc

アマニ油…大さじ4
酢…大さじ4
しょうゆ…小さじ2
しょうが（すりおろし）…小さじ2

作り方

すべての材料を混ぜ合わせる。

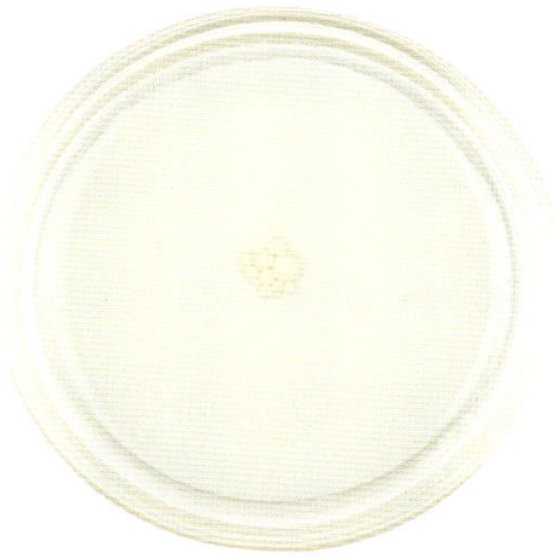

レタスなどの葉物サラダに!

アマニ油と豆乳のドレッシング

糖質 7.5g　タンパク質 7.3g　食物繊維 0.4g　589kcal

材料280cc

豆乳…200cc
アマニ油…大さじ4
レモン汁…小さじ4
塩…少々

作り方

1. ボウルに豆乳を入れ、アマニ油を少しずつ加えながら混ぜる。
2. 1にレモン汁と塩を加え、よく混ぜ合わせる。

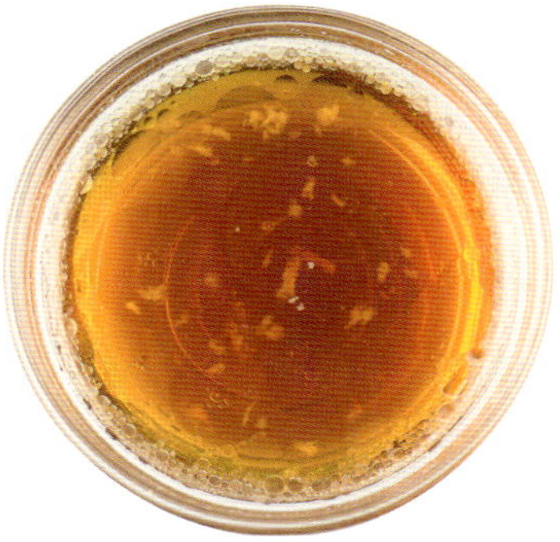

中華風の料理と相性バツグン

ココナッツしょうゆダレ

糖質 4.2g　タンパク質 3g　食物繊維 0.2g　146kcal

材料120cc

水…50cc
ココナッツオイル…大さじ1
しょうゆ…大さじ2
中華だし(顆粒)…小さじ1
ラー油…2滴
ラカントS…小さじ1
にんにく(すりおろし)…¼かけ分

作り方

すべての材料を鍋に入れ、ひと煮立ちさせて冷ます。

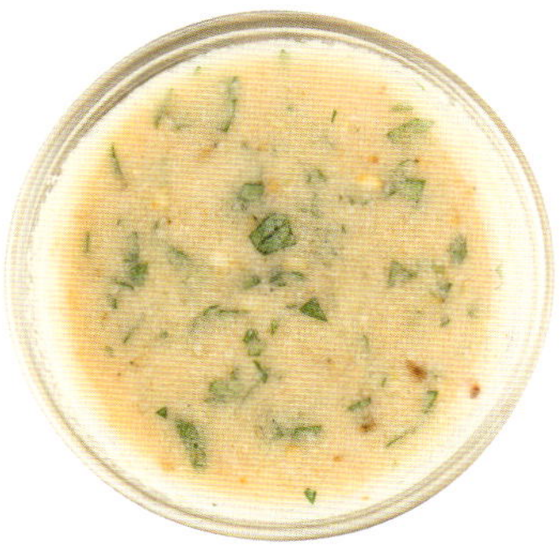

野菜やしゃぶしゃぶにぴったり!

くるみとごまの香味ダレ

糖質 10.7g　タンパク質 24.5g　食物繊維 12.9g　799kcal

材料300cc

くるみ…60g
白すりごま…60g
しょうゆ…大さじ2
だし汁…150cc
小ねぎ(小口切り)…大さじ2
お好みの香菜(みじん切り／パクチー、青じそ、みょうがなど)…少々

作り方

1. くるみをフライパンで乾煎りする。
2. すり鉢に1を入れ、なめらかになるまですりつぶす。
3. 2にその他すべての材料を加え、よく混ぜ合わせる。

COLUMN 3

Q&A ①

ケトジェニックダイエットでよくある質問にお答えします。

Q 肉はどのように選べば良いですか?

A 肉の種類は牛、豚、鶏など何を選んでも構いませんが、生産者がわかるものを購入するようにしましょう。ホルモン剤や無用な抗生剤を投与された肉はNGです。よりこだわるのであれば、穀物飼料を与えていない「牧草牛」などがおすすめです。牧草をエサとする牛は広大な牧草地を要し、日本では希少なためやや高価になりますが、放牧が主流であるニュージーランド産の牧草牛は比較的手に入りやすくなっています。日本では「北里八雲牛」が健康牛として挙げられます。

Q 肉は柔らかく煮込んでも良いですか?

A 問題ありません。ご高齢の家族がいる場合などは、肉を柔らかくすることでより食べやすくなるでしょう。柔らかくなるまで煮込むのには時間がかかるので、圧力鍋を活用すると短時間で作ることができます。

Q 肉ばかり食べるのはカロリーが心配です。毎日どのくらいの運動量が必要ですか?

A まず、摂取カロリーを減らすと甲状腺ホルモンの分泌量が低下し、代謝が落ちてやせにくい体になってしまいます。ケトジェニックダイエットでは摂取カロリーを減らさないので、代謝にブレーキがかかりにくく、元気にやせることができます。ただし、無限にカロリー摂取しても良いというわけではないので、推定エネルギー必要量は以下の表を参考にしましょう。また、やせるだけであれば、特別な運動をする必要はありません。現在肥満気味の人は、無理な運動を行なうことで逆に体への負担となる場合があるので注意が必要です。

1日の推定エネルギー必要量(kcal)

性別	男性			女性		
身体活動レベル	Ⅰ	Ⅱ	Ⅲ	Ⅰ	Ⅱ	Ⅲ
18〜29歳	2,300	2,650	3,050	1,650	1,950	2,200
30〜49歳	2,300	2,650	3,050	1,750	2,000	2,300
50〜69歳	2,100	2,450	2,800	1,650	1,900	2,200
70歳以上	1,850	2,200	2,500	1,500	1,750	2,000

※身体活動レベルはⅠ低い、Ⅱ普通、Ⅲ高いの3つに分けられています。

厚生労働省『日本人の食事摂取基準(2015年版)』より

Chapter 3

かんたんでおいしい！

クイック
レシピ

肉をたくさん食べるのが苦手な人は、魚介類や大豆、卵、チーズなどをバランス良く取り入れ、１日に必要なタンパク質量をクリアしましょう。ここでは、すぐに作れてシンプルながら、タンパク質源としても活用できるレシピを紹介します。メイン料理に１品プラスすれば、栄養面のサポートだけでなく、食卓も華やぐでしょう。

Ketogenic Diet

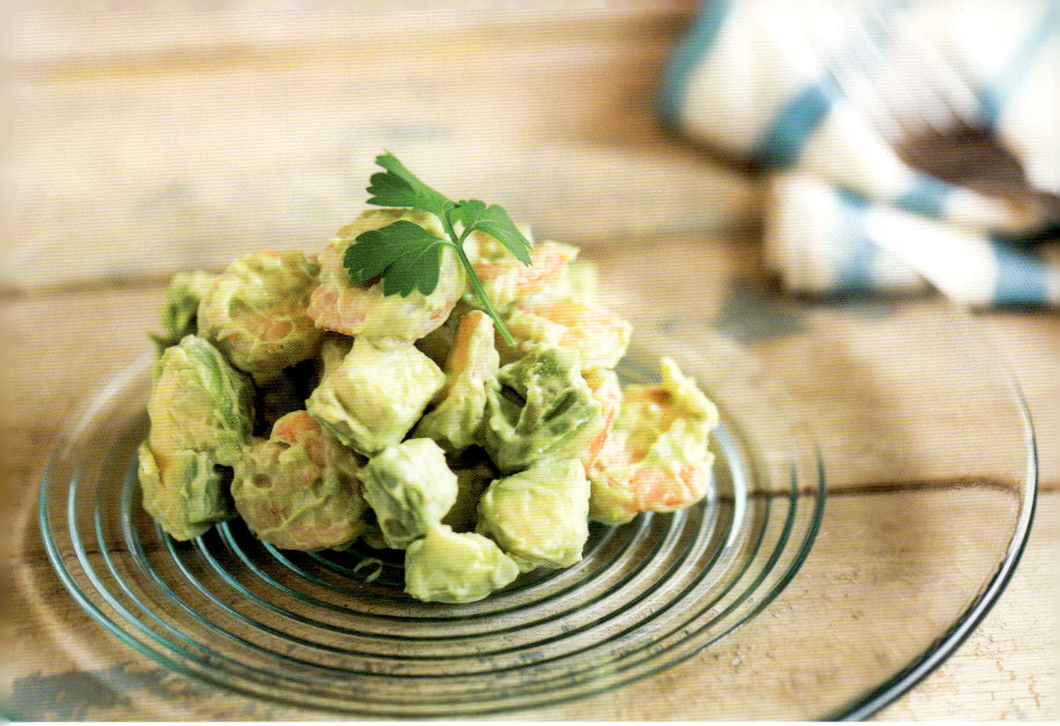

アボカドのビタミンEとエビのタウリンで美肌に!

アボカドとエビのサラダ

1人分　**糖質 3.2g**　**タンパク質 7.2g**　**食物繊維 4.7g**　277kcal

材料2人分

アボカド…1個
レモン汁…大さじ1
むきエビ…50g
手作りマヨネーズ
（作り方はP36参照）…大さじ2
辛子…小さじ¼
塩、コショウ…少々
イタリアンパセリ（飾り用）…適量

作り方

1 アボカドは種を取って皮をむき、食べやすい大きさに切ってレモン汁をかける。
2 沸騰したお湯（分量外）にむきエビを入れ、火を止めて蓋をし、10分間蒸す。
3 ボウルにマヨネーズと辛子を入れてよく混ぜ合わせる。
4 3に1と水気をきった2を加えて混ぜ、塩、コショウで味をととのえる。

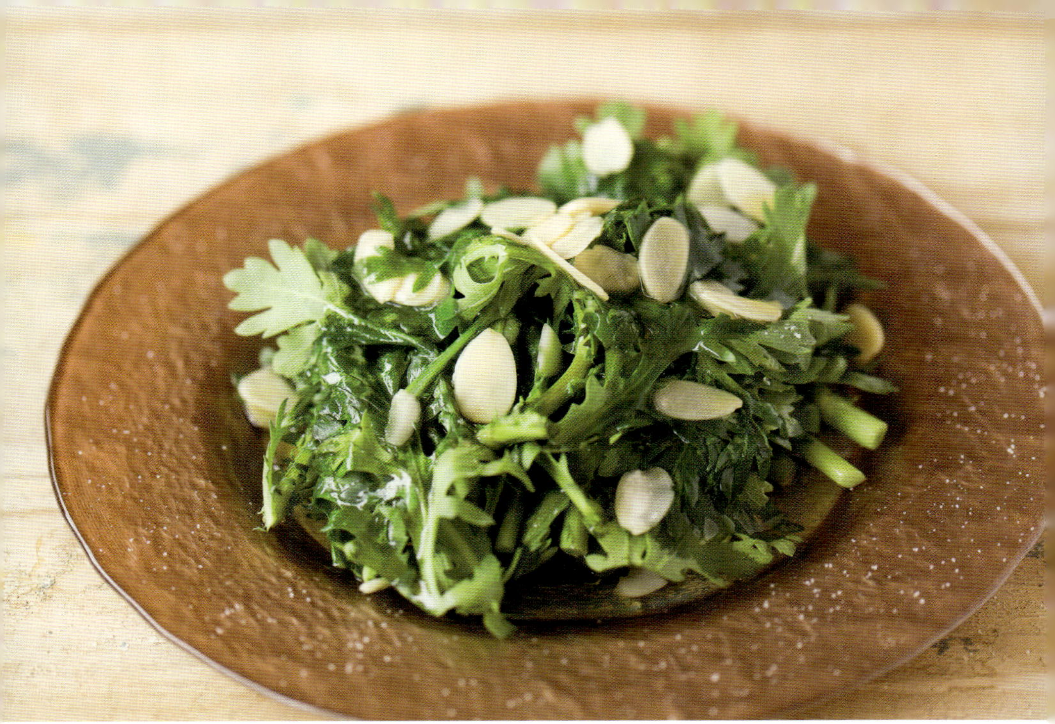

アーモンドの香ばしさが食欲をそそる!

春菊とアーモンドのサラダ

1人分 糖質 3.8g タンパク質 5.4g 食物繊維 3.5g 439kcal

材料2人分

春菊…1束

塩、コショウ…少々

アーモンドスライス…50g

酢…大さじ1

オリーブオイル…大さじ4

ごま油…大さじ1

作り方

1 春菊はよく洗って水気をきり、食べやすい大きさに切って器に盛る。塩、コショウをふり、アーモンドスライスをのせて酢をかける。

2 フライパンにオリーブオイル、ごま油を熱し、煙が出てきたら火からおろして1にかける。

MEMO

春菊は、低糖質でβ-カロテンは野菜の中でもトップクラス。アーモンドは鉄分、カルシウムなどを含んでいます。

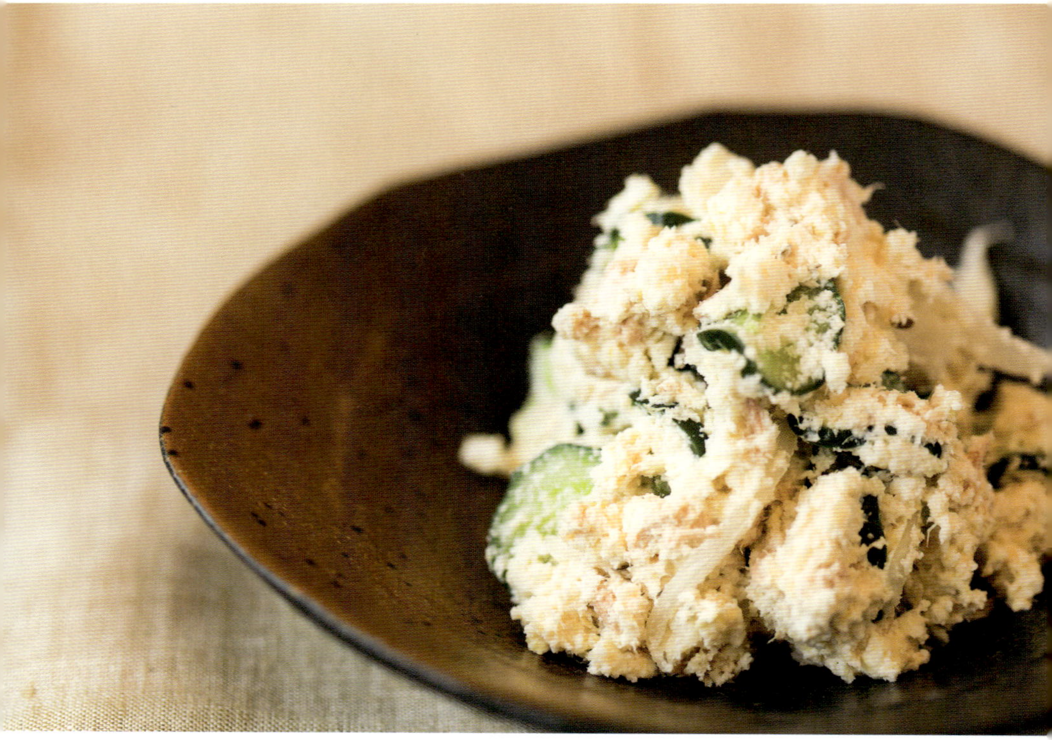

食物繊維がたっぷり、おからとツナは相性バツグン!

おからとツナのサラダ

1人分 **糖質 5.6g** **タンパク質 11.4g** **食物繊維 6.7g** 351kcal

材料2人分

おから…100g
ツナ…1缶(80g)
きゅうり…1本
玉ねぎ…¼個
手作りマヨネーズ
(作り方はP36参照)…大さじ4
塩、コショウ…少々

作り方

1 ボウルにおからとツナを入れて混ぜる。
2 きゅうりは輪切り、玉ねぎは薄切りにして塩で揉んでおく。
3 **1**に**2**、マヨネーズを加えて混ぜ合わせ、塩、コショウで味をととのえる。

ブロッコリーのごま和え

ごまの香ばしさとマヨネーズのコクで風味豊かに！

1人分

糖質 2.8g

タンパク質 6.4g

食物繊維 4.5g

193kcal

材料2人分

ブロッコリー…½束
塩…小さじ1
すりごま…大さじ3
しょうゆ…大さじ1
手作りマヨネーズ
（作り方はP36参照）…大さじ2

作り方

1 ブロッコリーは小分けにし、沸騰したお湯（分量外）に塩を入れ、好みの硬さにゆでる。

2 ボウルにすりごま、しょうゆ、マヨネーズを入れて混ぜ、1を加えてからめる。

MEMO

ブロッコリーにはビタミンCが豊富に含まれています。ビタミンCは熱に弱いので、ゆで時間は短めに。

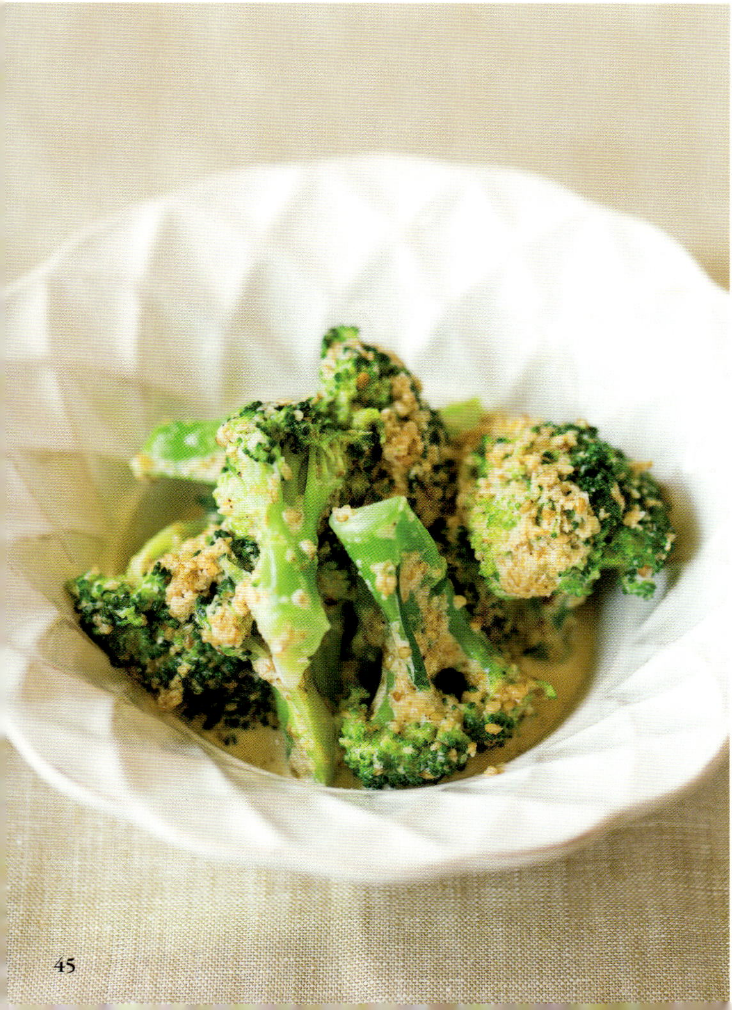

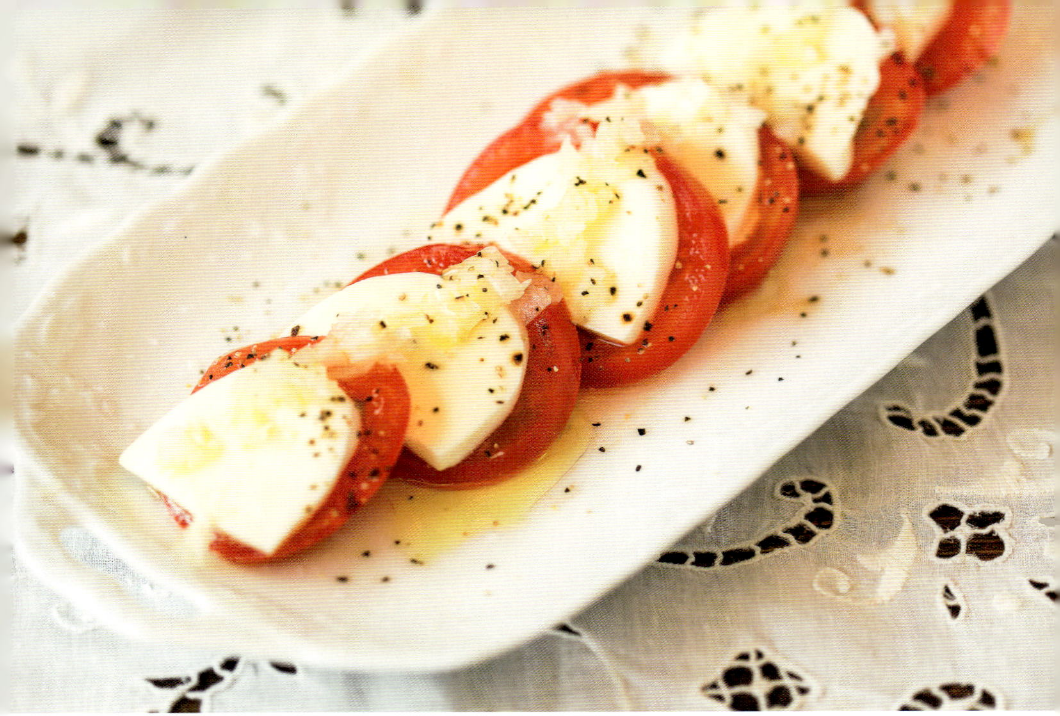

見た目もきれいなヘルシーおつまみ

トマトのカプレーゼ

1人分　**糖質 5.4g**　**タンパク質 4.3g**　**食物繊維 1.1g**　229kcal

材料2人分

トマト…1個（大）
モッツァレラチーズ…1個
玉ねぎ（みじん切り）…⅛個分
塩、コショウ…少々
オリーブオイル…大さじ3
白ワインビネガー…大さじ2

作り方

1 トマトは横に薄切り、モッツァレラチーズはトマトの数に合わせ、同じく薄切りにする。
2 器にトマト、モッツァレラチーズを交互に盛りつけ、上に玉ねぎをちらす。
3 塩、コショウをふり、オリーブオイルと白ワインビネガーをかける。

MEMO

脂肪の燃焼を助けるトマトには、脂肪分の少ないモッツァレラチーズを組み合わせました。

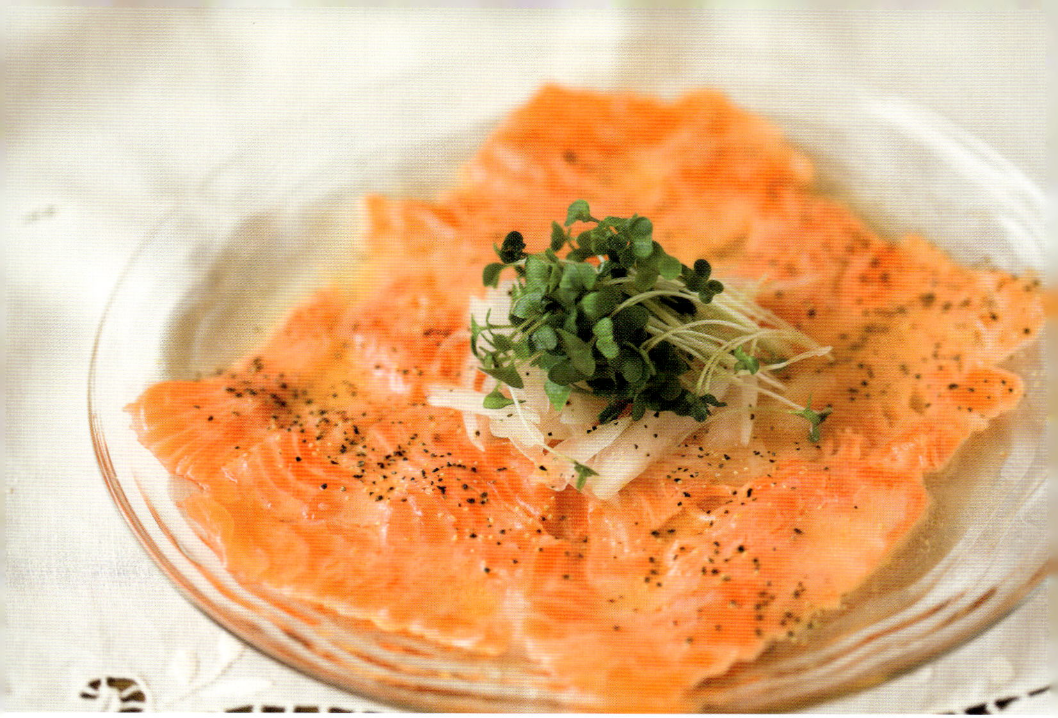

アンチエイジングにも役立つサーモンは生食で!

サーモンのカルパッチョ

1人分 **糖質 2.4g** **タンパク質 15.5g** **食物繊維 0.4g** 414kcal

材料2人分

玉ねぎ…⅛個
サーモン(刺身用)…150g
ブロッコリースプラウト…適量
黒コショウ…少々

ビネグレットソース

白ワインビネガー…大さじ2
オリーブオイル…大さじ4
塩…小さじ⅓

作り方

1 密閉容器(ビン)にビネグレットソースの材料を入れてよくふり、1時間ほどおく。
2 玉ねぎは薄切りにし、水にさらしておく。サーモンも薄切りにする。
3 器にサーモンを並べ、中央に水気をきった玉ねぎをおく。その上にブロッコリースプラウトを盛る。
4 1をかけ、黒コショウをふる。

MEMO

サーモンはアントシアニン、アスタキサンチンを豊富に含み、アンチエイジングに最適。食べる時は生がおすすめです。

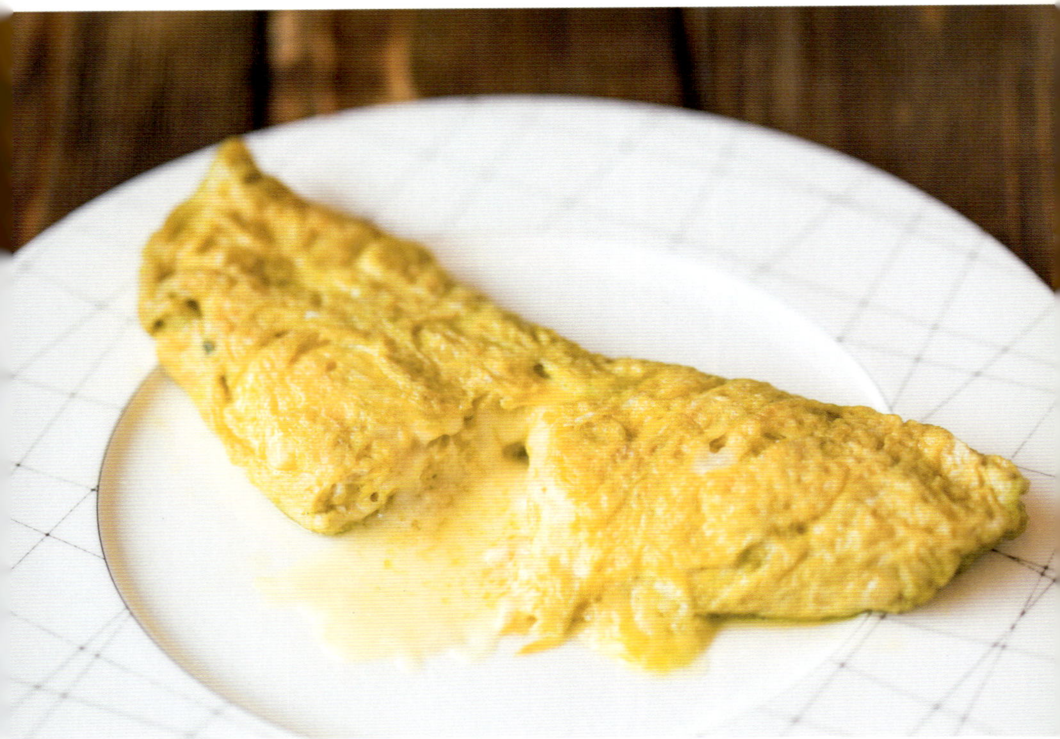

たっぷりチーズがおいしい！ バジルペーストで香りもプラス

バジルのチーズオムレツ

1人分 **糖質 1.2g** **タンパク質 15.2g** **食物繊維 0.2g** 342kcal

材料2人分

卵…4個
バジルペースト（市販）…大さじ1
オリーブオイル…大さじ2
とろけるチーズ…10g

作り方

1 ボウルに卵を割り入れてほぐし、バジルペーストを加えてよく混ぜ合わせる。

2 フライパンにオリーブオイル大さじ1を熱し、1の半量を流し入れる。

3 中央より少し手前にとろけるチーズをのせ、オムレツ形にととのえ、器に盛る。もう1人分も同様に作る。

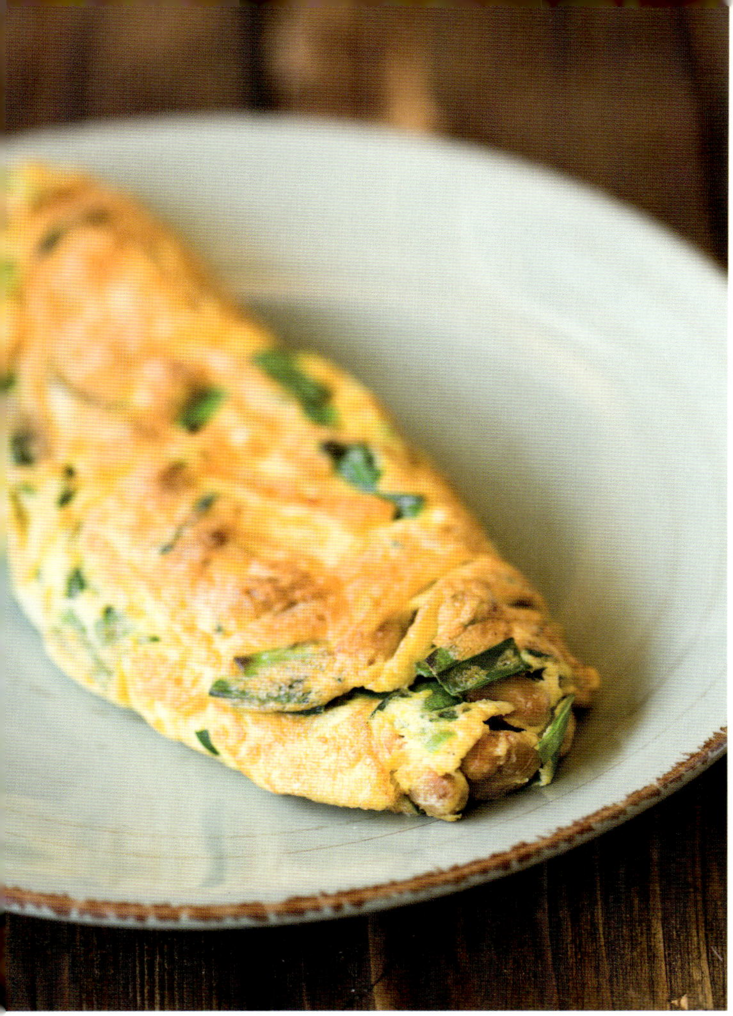

納豆で満足度アップ！　ニラで彩りも鮮やかに

納豆とニラのオムレツ

1人分

糖質 **3.7g**

タンパク質 **22.5g**

食物繊維 **4g**

385kcal

材料2人分

納豆…2パック
ニラ（2㎝ほどに切る）…½束
しょうゆ…小さじ1
塩…少々
卵…4個
オリーブオイル…大さじ2

作り方

1 ボウルに納豆を入れ、粘りが出るまで混ぜ、ニラ、しょうゆ、塩を加えてさらに混ぜる。

2 1に卵を加えてよく混ぜ合わせる。

3 フライパンにオリーブオイル大さじ1を熱し、2を半量流し入れる。オムレツ形にととのえ、器に盛る。もう1人分も同様に作る。

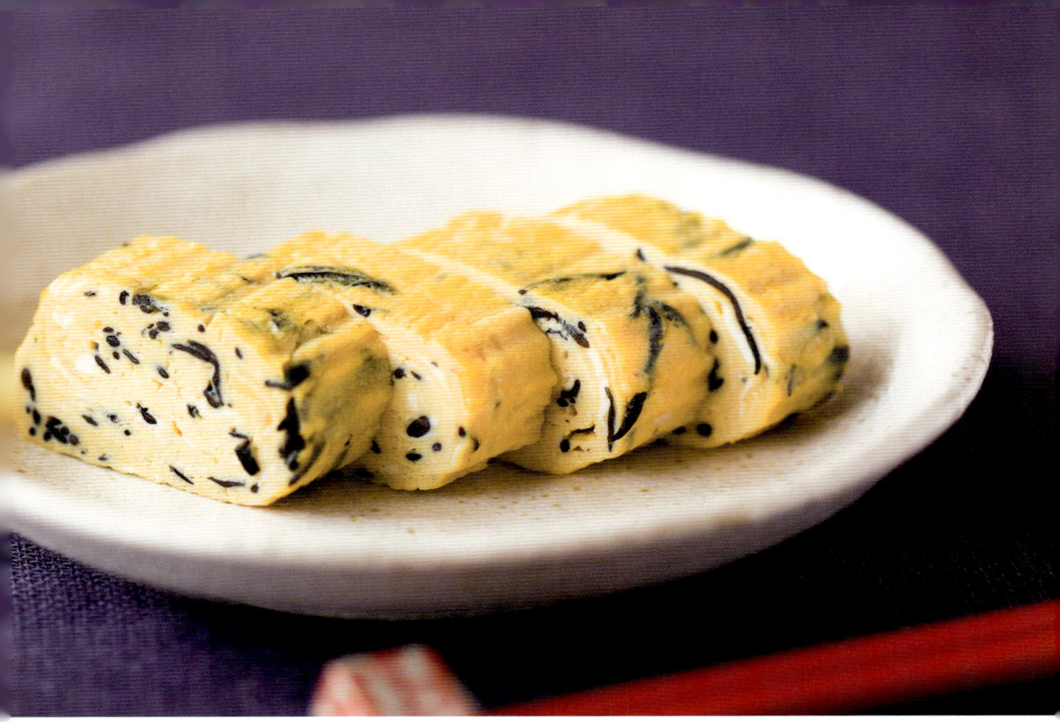

卵のタンパク質とひじきのミネラルが一気に摂れる!

ひじき入り厚焼き卵

1人分 糖質 1.4g タンパク質 14.2g 食物繊維 2.2g 195kcal

材料2人分

乾燥ひじき…大さじ2
卵…4個
だし汁…50cc
しょうゆ…小さじ1
オリーブオイル…大さじ1

作り方

1 乾燥ひじきをお湯につけて戻す。
2 ボウルに卵、1、だし汁、しょうゆを入れてよく混ぜ合わせる。
3 フライパンにオリーブオイルを熱し、2の半量を流し入れる。焼けてきたら奥に寄せ、残りの半量を流し入れて巻く。

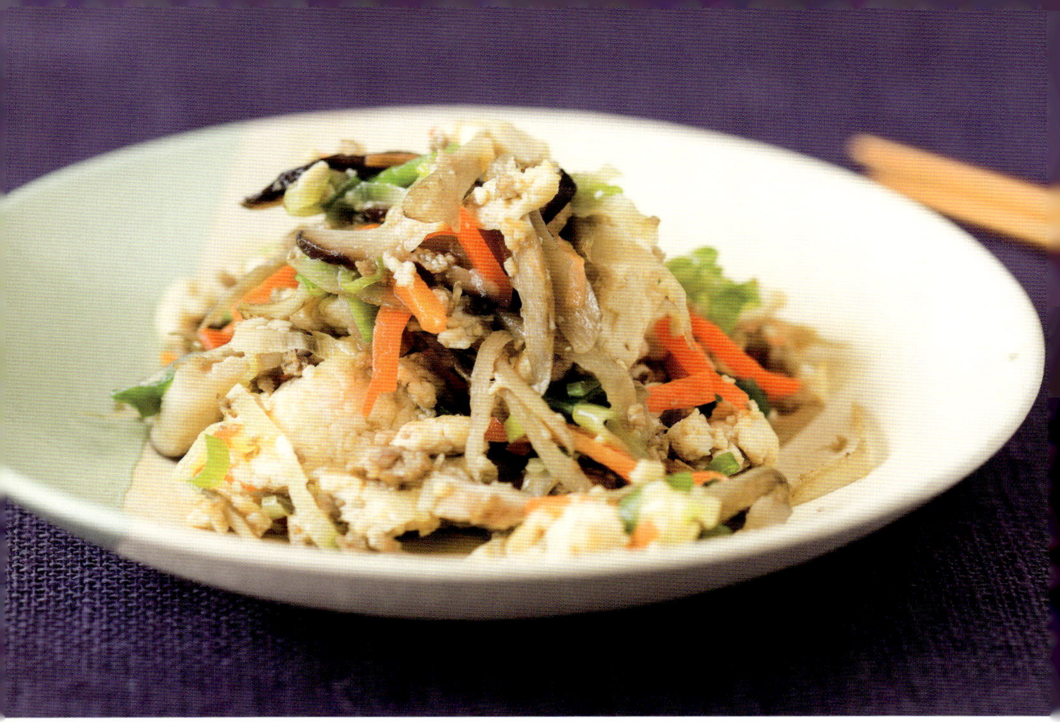

冷蔵庫のあまった野菜で満腹感ある一品に

煎り豆腐

1人分 **糖質 15.1g** **タンパク質 18.7g** **食物繊維 7.6g** 374kcal

材料2人分

木綿豆腐…1丁
オリーブオイル…大さじ2
にんじん（千切り）…$\frac{1}{3}$本分
ごぼう（ささがき）…1本分
しいたけ（薄切り）…2個分
豚ひき肉…50g
だし汁…100cc
しょうゆ…大さじ2
酒（糖質0）…大さじ1
ラカントS…小さじ1
長ねぎ（3㎜ほどの輪切り）…$\frac{1}{4}$本分

作り方

1 木綿豆腐は水気をきっておく。
2 フライパンにオリーブオイルを熱し、にんじん、ごぼう、しいたけ、豚ひき肉を入れて炒める。
3 2にだし汁、しょうゆ、酒、ラカントSを加え、水分が半量以下になるまで煮つめる。
4 3に1を加えて炒め、さらに長ねぎを加えて混ぜ合わせる。

MEMO

豆腐をしっかり水きりすることで、よりおいしくなります。

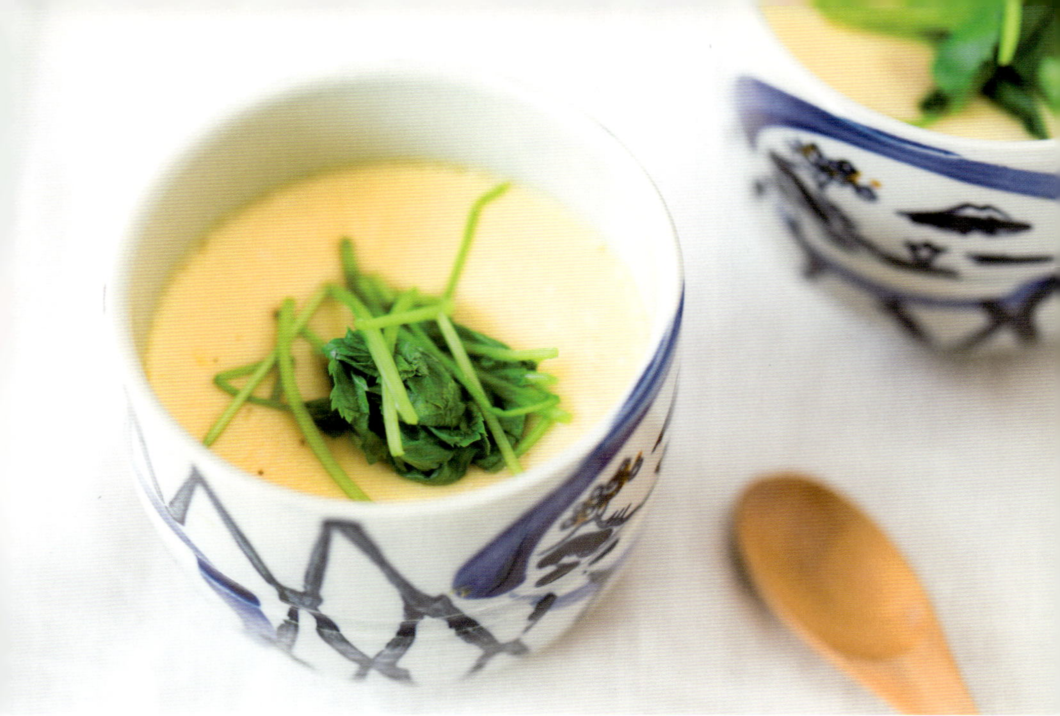

タウリン豊富な魚介のうまみが引き立つ!

魚介の茶碗蒸し

1人分　**糖質 2.3g**　**タンパク質 35.5g**　**食物繊維 0.4g**　248kcal

材料2人分

卵…3個
だし汁…450cc
塩…小さじ½
しょうゆ…小さじ1弱
むきエビ…4尾
ホタテ…4個
白身魚（4等分に切る）…1切れ
しいたけ（4等分に切る）…2個
三つ葉（1〜2㎝ほどに切る）…少々

作り方

1 ボウルに卵を割り入れてほぐし、だし汁、塩、しょうゆを加えてよく混ぜ合わせる。
2 器にむきエビ、ホタテ、白身魚、しいたけを入れ、1を注ぐ。
3 蒸気の上がった蒸し器に2を入れ、蓋を少しずらした状態で12〜15分蒸す。
4 蒸し上がったら三つ葉をのせる。

低糖質でイソフラボンが豊富!

白和え

1人分 糖質 3.2g タンパク質 4.4g
食物繊維 2.4g 65kcal

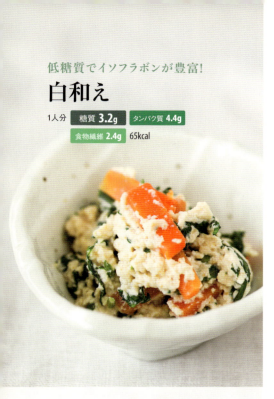

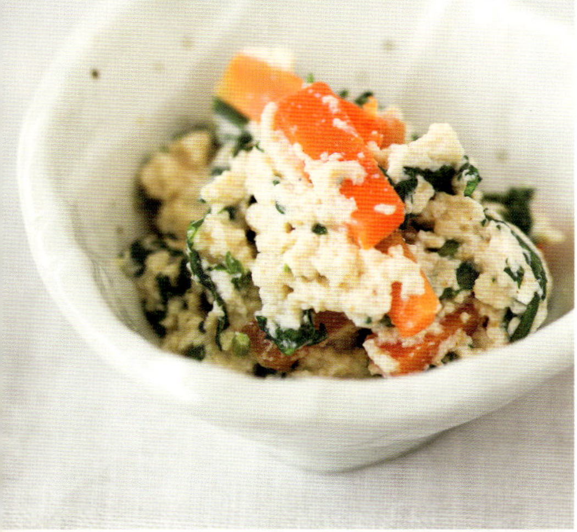

材料2人分

春菊…½束
にんじん(短冊切り)…⅓本
絹ごし豆腐(水気をきる)…100g

A
- 練りごま…大さじ1
- しょうゆ…小さじ1
- ラカントS…小さじ1
- 塩…少々

作り方

1 春菊は軽くゆで、よく絞って食べやすい大きさに切る。にんじんは柔らかくなるまで下ゆでし、水気をきる。
2 すり鉢(ない場合はボウル)に絹ごし豆腐を手でつぶしながら入れる。
3 2にAを加えてよく混ぜ合わせる。
4 3に1を加えて混ぜ合わせる。

女性ホルモンのバランス調整にも!

ひよこ豆炒め

1人分 糖質 17.2g タンパク質 9.8g
食物繊維 11.9g 290kcal

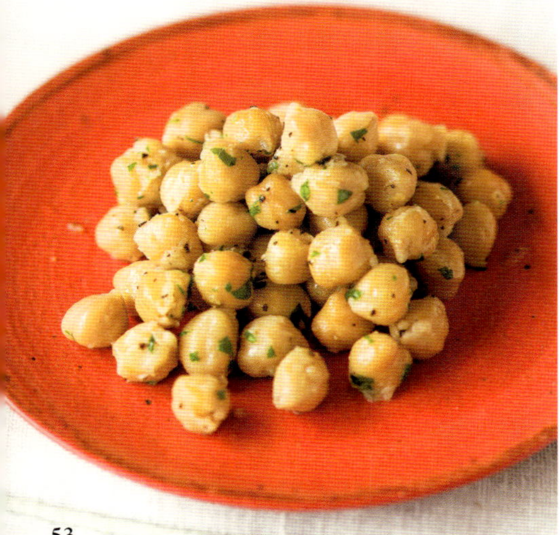

材料2人分

ひよこ豆(水煮)…200g
オリーブオイル…大さじ2
にんにく(すりおろし)…小さじ1
塩、コショウ…少々
パセリ(みじん切り)…少々

作り方

1 ひよこ豆はザルにあげて水気をきる。
2 フライパンにオリーブオイルを熱し、1を入れて炒める。
3 2ににんにくを加えて炒める。塩、コショウで味をととのえ、パセリを加えて混ぜ合わせる。

COLUMN 4

Q&A 2

ケトジェニックダイエットでよくある質問にお答えします。

Q ケトン体は悪者ではないのですか？

A ケトン体は今でも悪い物質として誤解されることがあります。というのも、糖尿病の検査項目に「ケトン体」があり、「ケトン体の数値が高い＝ケトアシドーシス（体液のpHが酸性に傾いた状態）」と考えられていたからです。ケトアシドーシスは、血中ケトン体濃度に加え、血糖値が異常に高い時に起こります。血糖値が正常で、血中ケトン体濃度だけが高い場合は「ケトーシス」と呼ばれ、健康にはまったく問題がありません。

Q ケトン体が出ているかどうかよくわからないのですが……。

A ケトジェニックダイエットでは、始めてから2日～ 1週間ほどでケトン体が増え始めるので、その頃からケトン体の量を調べられる尿試験紙を活用してみましょう。尿試験紙は薬局で取り寄せることができます。朝は就寝時の絶食によってケトン体が自然に出ているので、夕方～夜にチェックするほうが効果を感じられます。ただし、すでに糖質制限を続けている人や、体脂肪量が少ない人は尿中ケトン体が出ない場合もあるので、あくまで目安として考えるようにしましょう。詳しい数値を知りたい人は医療機関での血液検査をおすすめしますが、大まかなケトン体の量がわかるだけでもモチベーションアップにつながるはずです。

Q 油はたくさん摂っても問題ないですか？

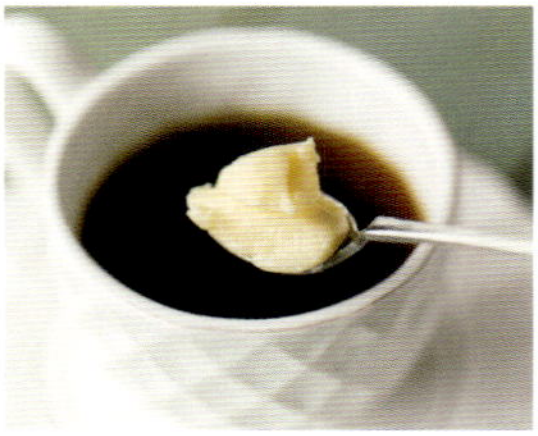
手軽に満腹感を得られるバターコーヒーも飲みすぎには注意。

A バターやオメガ3脂肪酸を含む油は摂取OKとしていますが、エネルギーとして利用されなかった分は体脂肪に蓄積される可能性があるので、脂質の摂りすぎには注意しましょう。近年話題となったココナッツオイルも1日大さじ2杯が目安。それ以上の摂取は、お腹を緩くする原因にもなります。また、アメリカを中心に、ダイエット効果があるとして注目されたバターコーヒー。食塩不使用のバターを加えるだけという手軽さながら満腹感が得られるというのがポイントですが、こちらも1日1 ～ 2杯程度にしておきましょう。

Chapter 4

タンパク質たっぷり！

肉・魚介類のレシピ

ごはんやパン、麺類などの主食（糖質）を控えると、「満腹感が得られないのでは？」と思う人も多いでしょう。しかし、そんな心配はいりません。ケトジェニックダイエットの場合、肉は積極的に食べるべき食材。もちろん魚介類もOKです。ここでは、主食の代わりにお腹いっぱい食べていただきたい、肉と魚介類のレシピを紹介します。

Ketogenic Diet

見た目もおいしく栄養価もパーフェクト!

牛ヒレ肉とアボカドのガトー仕立て

1人分 糖質 **6.8g** タンパク質 **35.3g** 食物繊維 **5.8g** 399kcal

材料2人分

牛ヒレ肉…300g
オリーブオイル…大さじ2
塩、コショウ…少々
アボカド…1個
トマト…1個
クレソン…適量
ブロッコリースーパースプラウト
…適量
ソース(混ぜ合わせる)
しょうゆ…大さじ2
わさび…小さじ½
バルサミコ酢…小さじ1

作り方

1 フライパンにオリーブオイルを熱し、塩、コショウをした牛ヒレ肉を入れて表面のみこんがり焼く。冷めたらそぎ切りにする。

2 アボカドは種を取って皮をむき、横に薄切りにする。トマトは横に薄切りにする。

3 器に2、1を高く盛りつける。その上にクレソン、ブロッコリースーパースプラウトをのせ、ソースをかける。

MEMO

ブロッコリースーパースプラウトはスーパーフードのひとつで、優れた抗酸化作用を持ちます。

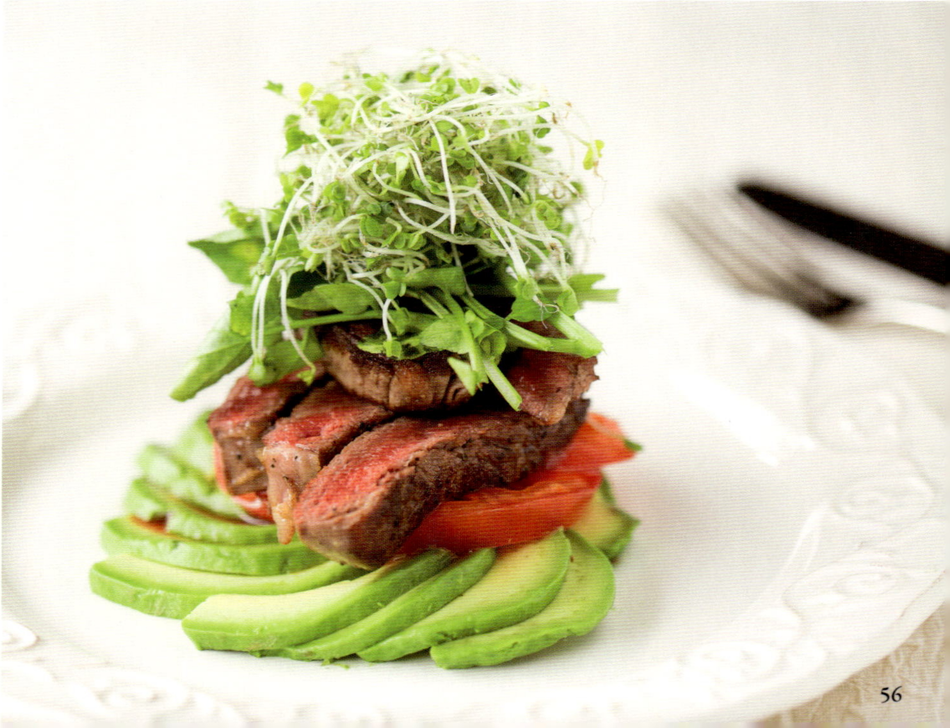

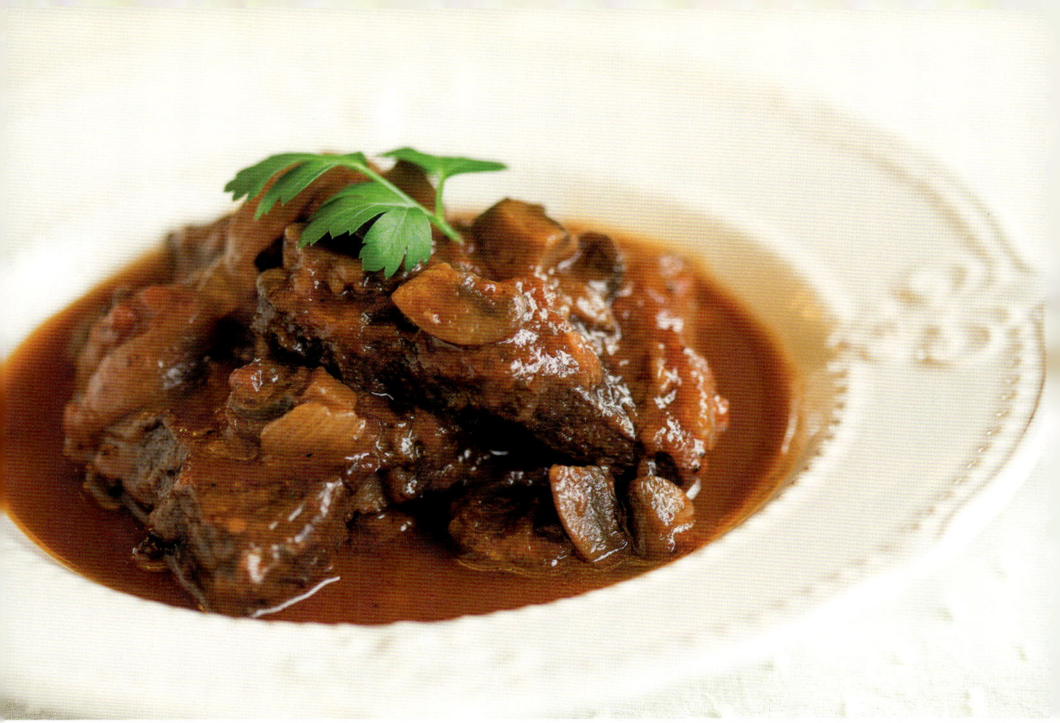

赤ワインが牛肉のうまみを引き出す！

牛肉の赤ワイン煮

1人分 **糖質 18.2g** **タンパク質 48.8g** **食物繊維 4g** 880kcal

材料2人分

牛肉ロース（ブロック）
…500g
塩、コショウ…少々
にんにく…2かけ
玉ねぎ…1個
マッシュルーム…5個
オリーブオイル…大さじ2
赤ワイン…200cc
ホールトマト…½缶（200g）
水…1ℓ
コンソメ（顆粒）…大さじ2
イタリアンパセリ（飾り用）…適量

作り方

1 牛肉ブロックは大きめに切り、塩、コショウを揉み込む。
2 にんにくはつぶし、玉ねぎ、マッシュルームは厚めに切る。
3 フライパンにオリーブオイルを熱し、1を入れて表面のみこんがり焼く。
4 鍋に2、3を入れ、赤ワインを加える。ひと煮立ちしたら、手でつぶしたホールトマト、水、コンソメを加えて煮込む。
5 肉が柔らかくなったら、塩、コショウで味をととのえる。

MEMO
水気がなくなってもまだ肉が硬ければ、水を足して柔らかくなるまで煮込む。

牛肉とマッシュルームのうまみがつまった一品

牛バラ肉とマッシュルームのクリーム煮

1人分 **糖質 9.6g** **タンパク質 28.3g** **食物繊維 1.7g** 1043kcal

材料2人分

牛バラ肉（スライス）…300g
マッシュルーム…4個
オリーブオイル…大さじ2
玉ねぎ（みじん切り）…½個分
にんにく（みじん切り）…2かけ分
水…300cc
生クリーム…200cc
塩、コショウ…少々
パルメザンチーズ…少々

作り方

1 牛バラ肉は食べやすい大きさに、マッシュルームは半分に切る。
2 フライパンにオリーブオイルを熱し、玉ねぎを入れて炒める。玉ねぎが透き通ってきたら1の牛バラ肉を加えて炒める。
3 2ににんにく、1のマッシュルームを加えて炒め、水を加えて半量になるまで煮つめる。
4 3に生クリームを加え、塩、コショウで味をととのえる。
5 器に盛り、パルメザンチーズをふる。

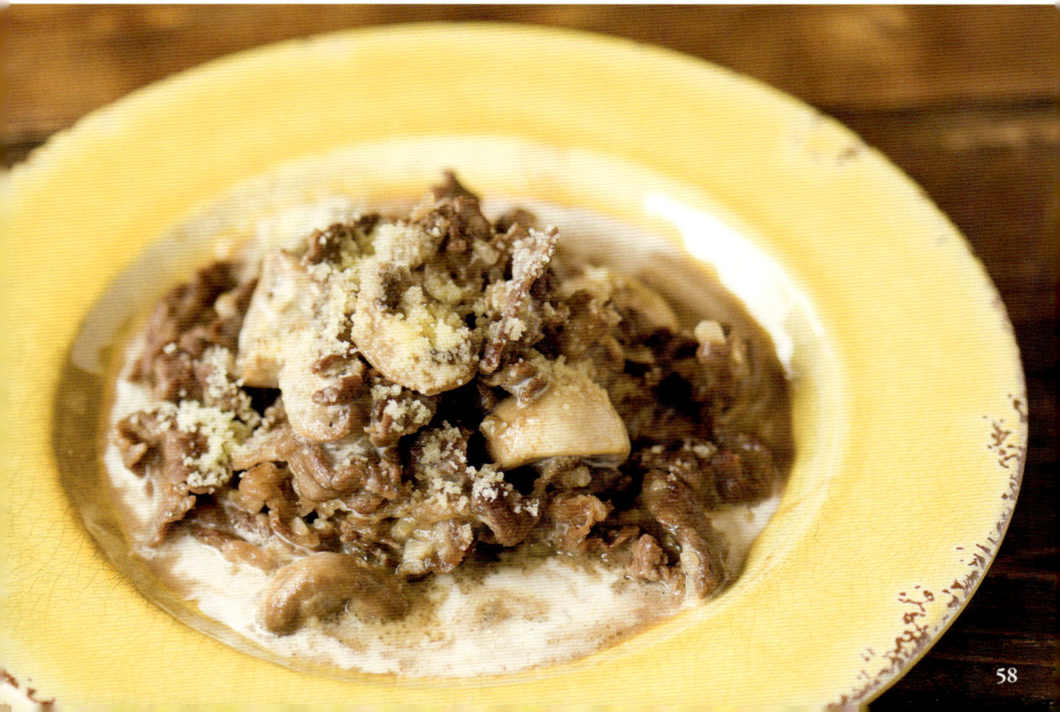

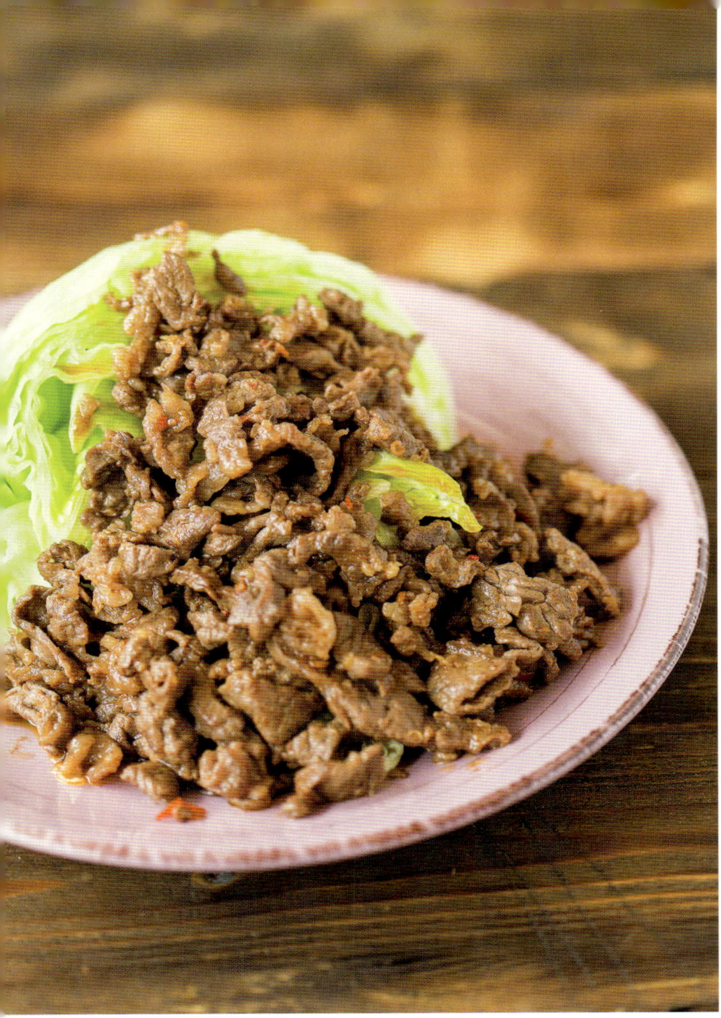

レタスにたっぷりビーフをのせた、豪快サラダ

中華風ビーフのせ レタスサラダ

1人分

糖質 3.6g

タンパク質 15.8g

食物繊維 1.2g

502kcal

材料2人分

牛バラ肉（スライス／小さく切る）…200g

オリーブオイル…大さじ2

にんにく（すりおろし）…小さじ1

豆板醤…小さじ1

水…100cc

中華だし（顆粒）…小さじ1

しょうゆ…大さじ1

ごま油…小さじ1

レタス…½個（芯を切ったもの）

作り方

1　フライパンにオリーブオイルを熱し、牛バラ肉、にんにくを入れて炒める。

2　1に豆板醤、水、中華だし、しょうゆを加えて炒め煮にする。

3　水気がなくなったら火を止め、ごま油をかける。

4　器にレタスをおき、その上に3をのせる。

フライパンと鍋でできるから、失敗ナシでかんたん!

かんたんローストビーフサラダ

1人分 **糖質 2.6g** タンパク質 23.5g 食物繊維 0.5g 372kcal

材料4人分

牛肉ロース(ブロック)…500g
塩、コショウ…少々
オリーブオイル…大さじ2
レタス…5枚
ミニトマト…1個
ブロッコリースプラウト…適量
ソース(混ぜ合わせる)
- しょうゆ…大さじ2
- 辛子…小さじ½
- バルサミコ酢…小さじ½

作り方

1 牛肉ロースは塩、コショウをして10分ほどおき、オリーブオイルをひいたフライパンに入れて表面のみこんがり焼く。
2 1をラップで2重に巻く。食品保存袋に入れて空気を抜き、真空に近い状態にする。
3 鍋に水(分量外)を入れて沸騰させ、2を入れる。3分間煮たら袋を取り出し、そのまま冷ます。
4 3が冷めたら肉を袋から取り出し、薄切りにする。
5 器に野菜、4を盛り、ブロッコリースプラウトをのせてソースをかける。

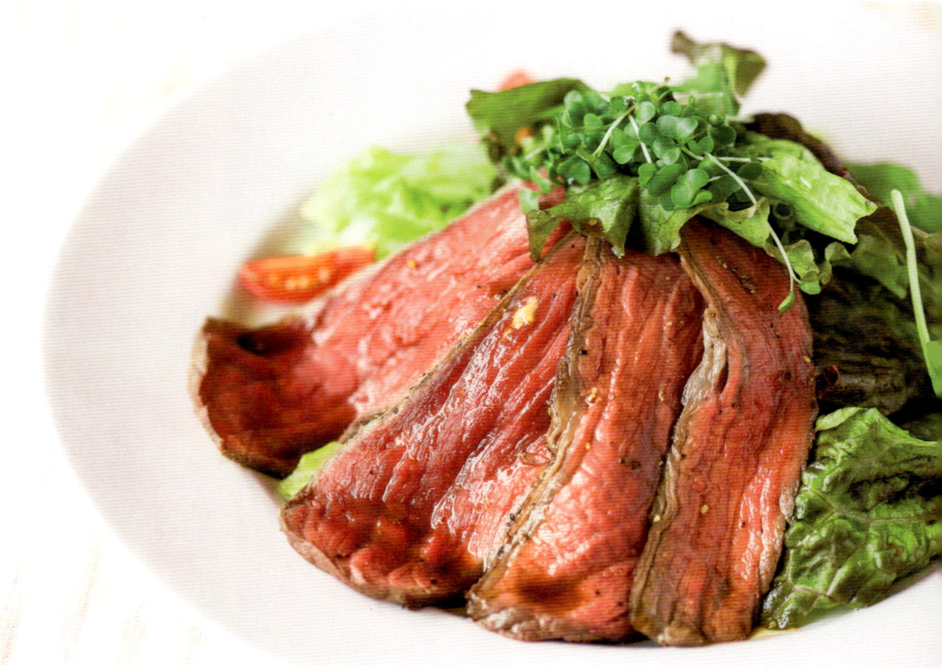

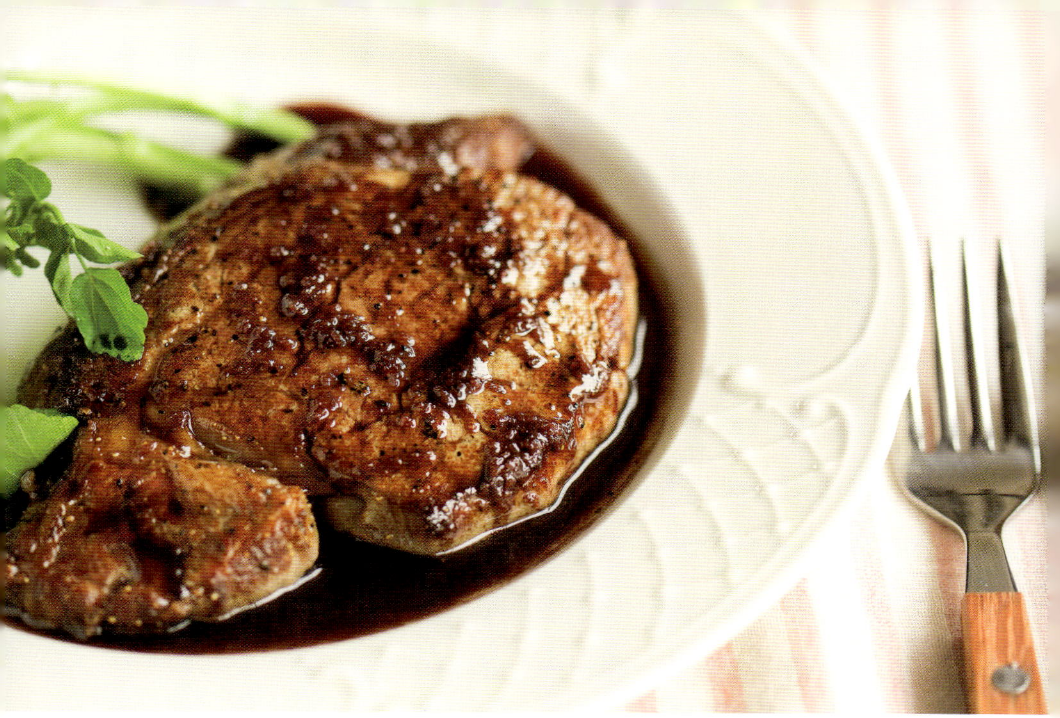

必須アミノ酸や鉄分が豊富な牛肉は、美容にも最適!

牛ステーキの赤ワインソース

1人分 糖質 5.6g タンパク質 27.5g 食物繊維 0.2g 414kcal

材料2人分

牛ヒレ肉…2枚
塩、コショウ…少々
オリーブオイル…大さじ2
クレソン…適量

ソース

- 赤ワイン…60cc
- にんにく(すりおろし)…小さじ1
- しょうゆ…大さじ2
- ラカントS…大さじ1
- バター…大さじ2

作り方

1 牛ヒレ肉に塩、コショウをして10分ほどおく。
2 フライパンにオリーブオイルを熱し、1を入れてこんがり焼く。焼けた肉を取り出し、アルミホイルに包んで5分ほどおく。
3 肉を焼いたあとのフライパンにバター以外のソースの材料を入れてひと煮立ちさせる。最後にバターを加え、火を止める。
4 器に3をひいて、2を盛り、クレソンを添える。

肉と野菜をバランス良く摂れる一品!

牛肉の野菜巻き

1人分 糖質 6g タンパク質 38.2g 食物繊維 2.7g 668kcal

材料2人分

牛肉ロース(スライス)…400g
塩、コショウ…少々
エリンギ…2本
にんじん…½本
水菜…適量
オリーブオイル…大さじ2
しょうゆ…大さじ1
手作りマヨネーズ
(作り方はP36参照)…大さじ2

作り方

1 牛肉ロースに塩、コショウをふる。エリンギ、にんじんは細切りに、水菜は10㎝ほどに切る。
2 広げた牛肉ロースの手前側に1の野菜をおき、肉で野菜を押しながら巻く。
3 フライパンにオリーブオイルを熱し、2を入れて弱火でじっくり焼く。
4 3にしょうゆ、マヨネーズを加えてからめ、火を止めて器に盛る。

MEMO
マヨネーズで焼くことで、料理にコクが出ます。

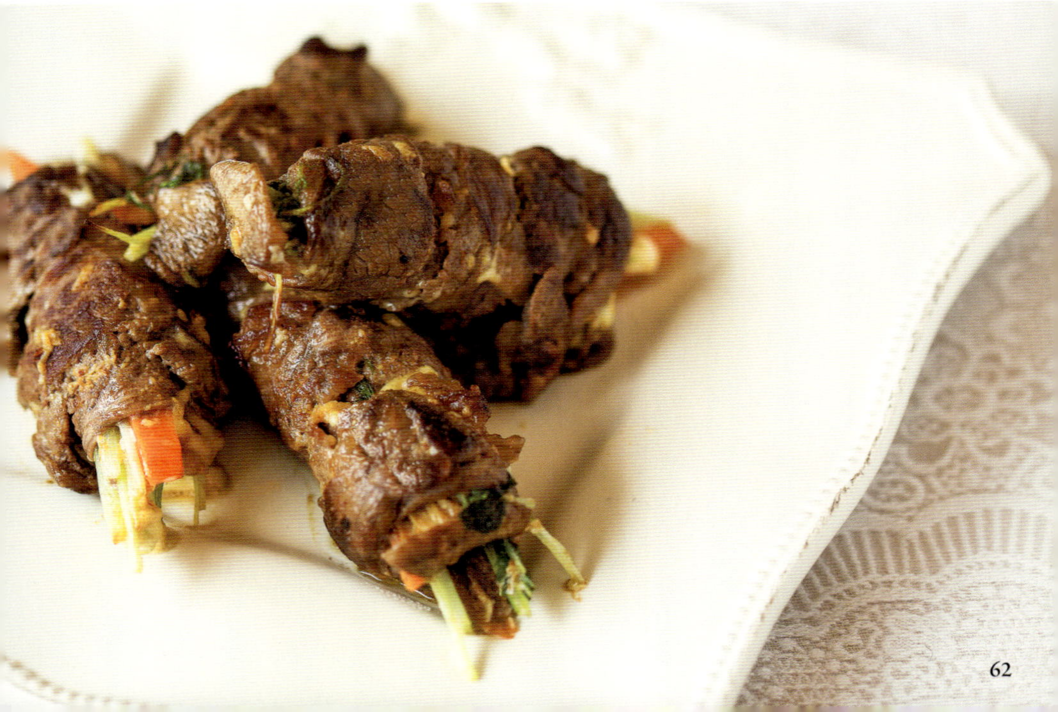

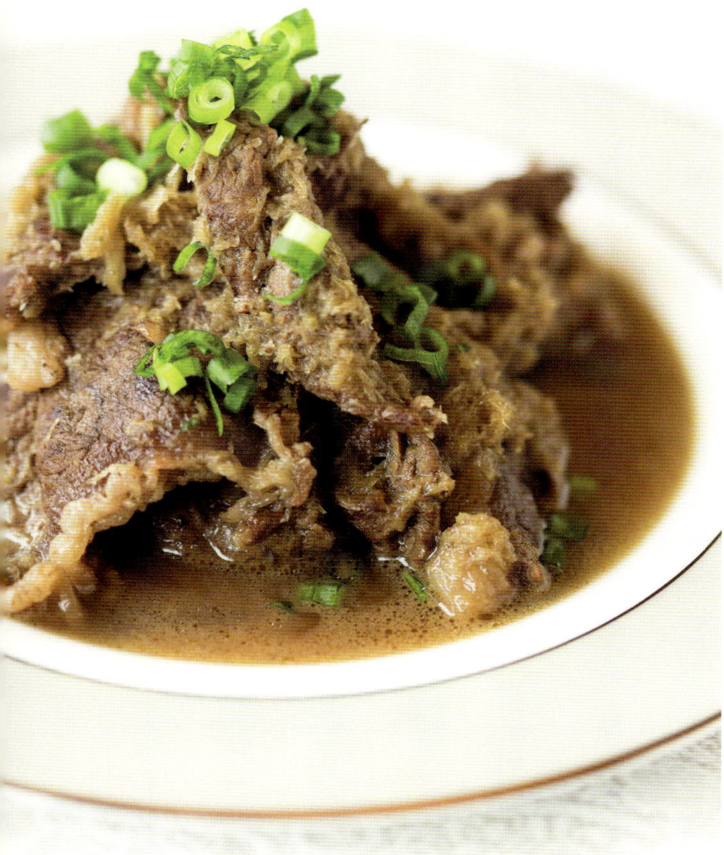

牛肉のごぼうソース

繊維質の多いごぼうはすりおろして食べやすく！

1人分

糖質 21.8g

タンパク質 42.3g

食物繊維 10.5g

872kcal

材料2人分

牛バラ肉（スライス）…200g

ごぼう…1本

オリーブオイル…大さじ2

だし汁…100cc

酒（糖質0）…大さじ2

しょうゆ…大さじ2

小ねぎ（小口切り）…少々

作り方

1 牛バラ肉は食べやすい大きさに切る。ごぼうはよく洗い、すりおろす。

2 フライパンにオリーブオイルを熱し、牛バラ肉を炒める。

3 2に1のごぼう、だし汁、酒、しょうゆを加え、ひと煮立ちさせる。

4 器に盛り、小ねぎをちらす。

忙しい日にも役立つ、シンプル時短メニュー！

豚とキャベツのソテー

1人分 **糖質 5.3g** **タンパク質 21.1g** **食物繊維 2.3g** 407kcal

材料2人分

豚肉ロース（スライス）…200g
キャベツ…¼個
オリーブオイル…大さじ2
塩、コショウ…少々

作り方

1 豚肉ロース、キャベツは食べやすい大きさに切る。
2 フライパンにオリーブオイルを熱し、1を入れて炒める。
3 塩、コショウで味をととのえ、器に盛る。

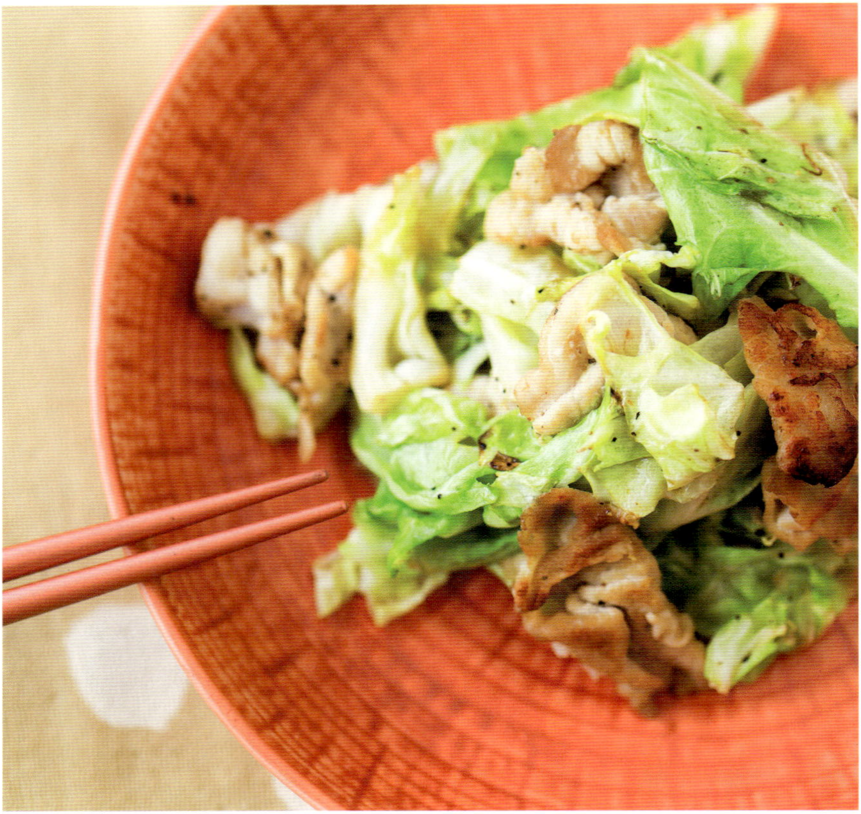

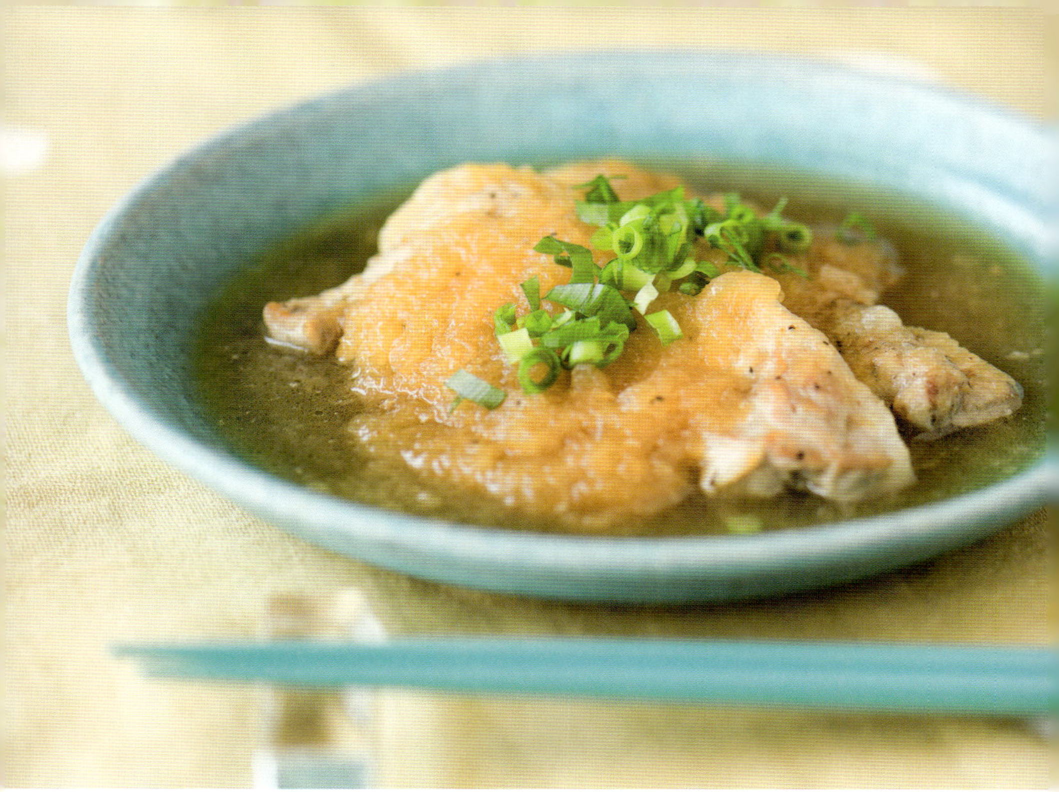

玉ねぎパワーで血液をサラサラに!

豚ロースのおろし玉ねぎソース

1人分　**糖質 16.5g**　**タンパク質 13.5g**　**食物繊維 3.1g**　351kcal

材料2人分

豚肉ロース（スライス）…4枚
塩、コショウ…少々
オリーブオイル…大さじ2
玉ねぎ（すりおろし）…2個分
酒（糖質0）…50cc
だし汁…200cc
しょうゆ…大さじ2
小ねぎ（小口切り）…少々

作り方

1 豚肉ロースは塩、コショウをして10分おく。
2 フライパンにオリーブオイルを熱し、1を入れてこんがり焼く。
3 2の豚肉ロースを一旦取り出し、フライパンに玉ねぎを入れて炒める。玉ねぎに火が通ったら、酒、だし汁、しょうゆを加えてひと煮立ちさせる。
4 豚肉ロースをフライパンに戻して1分ほど煮込む。
5 器に盛り、小ねぎをちらす。

パン粉の代わりにドライおからの衣が活躍!

チーズ入りとんかつ

1人分 糖質 2.3g タンパク質 20.4g 食物繊維 2.3g 777kcal(野菜を除く)

材料2人分

豚ヒレ肉(ブロック)…500g
塩、コショウ…少々
スライスチーズ…4枚
溶き卵…1個分
ドライおから…適量
揚げ用油(オリーブオイル)…適量
つけ合わせの野菜…適量
レモン…2切れ

作り方

1 豚ヒレ肉は8等分にし、軽くたたいて塩、コショウをふる。
2 1を2枚重ね、間にスライスチーズを挟む。残りも同様に作る。
3 2を溶き卵にくぐらせ、ドライおからをまぶし、180℃の油でこんがり揚げる。
4 器に盛り、つけ合わせの野菜、レモンを添える。

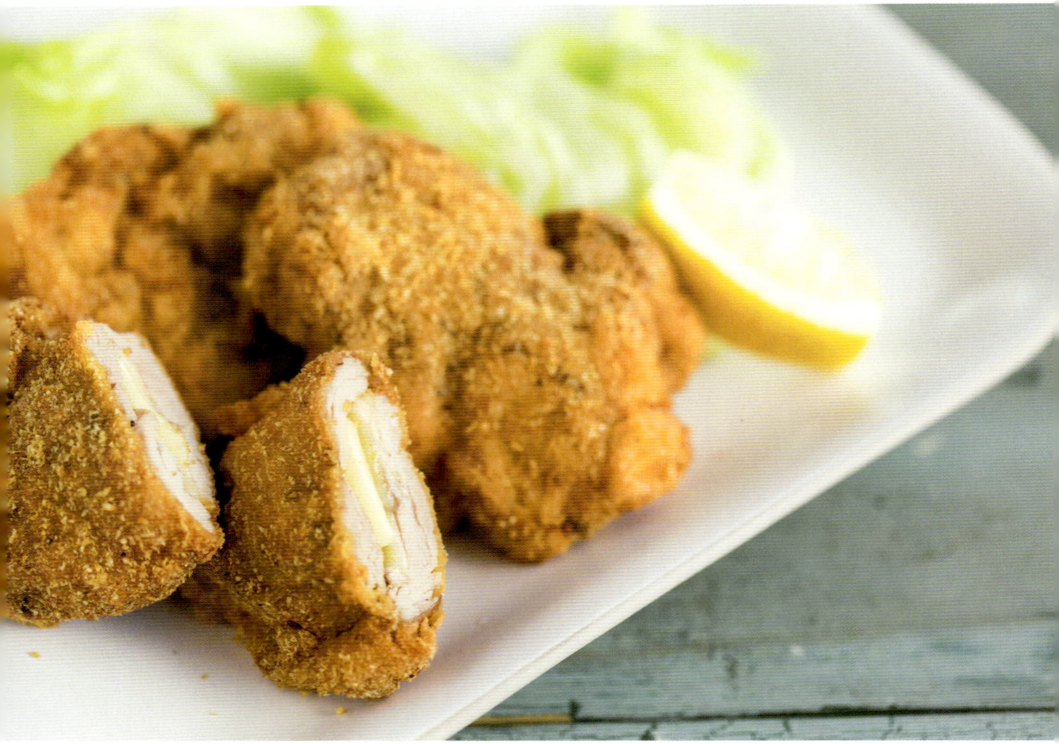

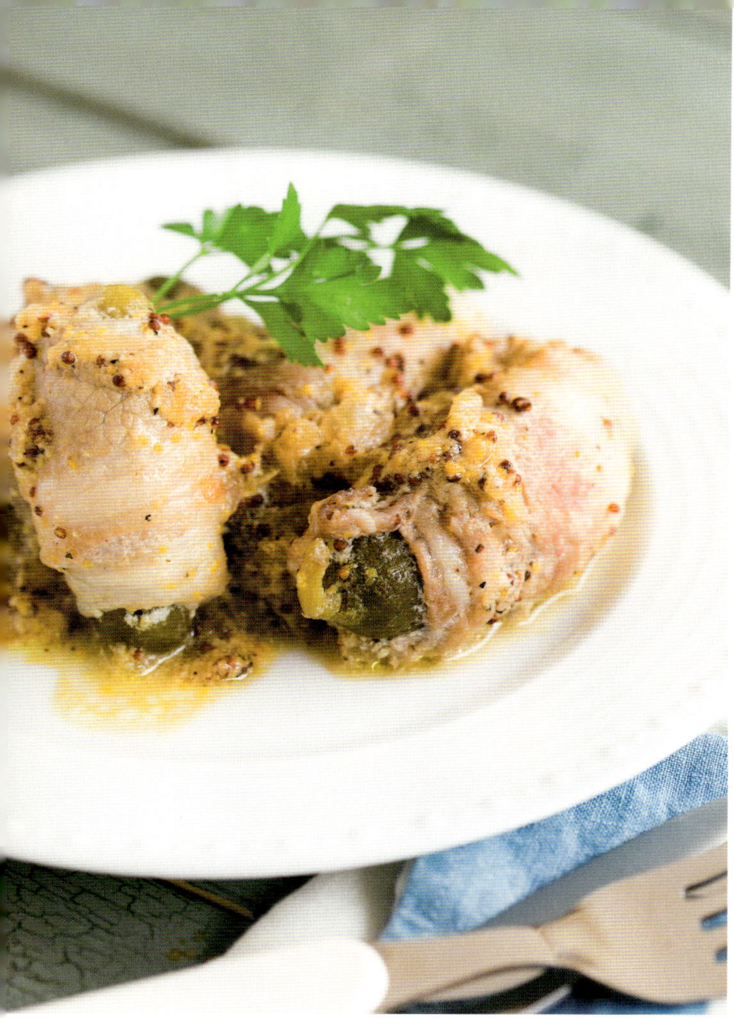

酸味の効いたピクルスがアクセント！

豚のピクルス巻き、マスタードソース

1人分

糖質 10.5g

タンパク質 23.9g

食物繊維 1g

706kcal

材料2人分

豚バラ肉（スライス）…300g

ピクルス…4本

オリーブオイル…大さじ1

玉ねぎ（みじん切り）…大さじ2

豆乳…100cc

粒マスタード…大さじ1

塩、コショウ…少々

イタリアンパセリ（飾り用）…適量

作り方

1 豚バラ肉でピクルスを1本ずつ巻く。

2 フライパンにオリーブオイルを熱し、玉ねぎを入れて炒める。玉ねぎが透き通ってきたら、1を加えて炒める。

3 2に豆乳、粒マスタードを加え、塩、コショウで味をととのえる。

ピリッと辛い柚子コショウが食欲をそそる!

豚肉と野菜の柚子コショウ炒め

1人分 **糖質 15.1g** **タンパク質 42.4g** **食物繊維 5.2g** 722kcal

材料2人分

豚肉ロース(スライス)…400g
パプリカ(黄)…½個
トマト…1個
玉ねぎ…1個
しめじ…1パック(100g)
オリーブオイル…大さじ2
にんにく(薄切り)…2かけ分
柚子コショウ…小さじ½
塩、コショウ…少々
ブロッコリースプラウト…適量

作り方

1 豚肉ロース、パプリカ、トマトは食べやすい大きさに切る。玉ねぎは薄切り、しめじは石づきを取ってほぐす。

2 フライパンにオリーブオイルとにんにくを熱し、豚肉を加えて炒める。

3 2に1の野菜、柚子コショウを加えて炒め、塩、コショウで味をととのえて器に盛り、ブロッコリースプラウトをのせる。

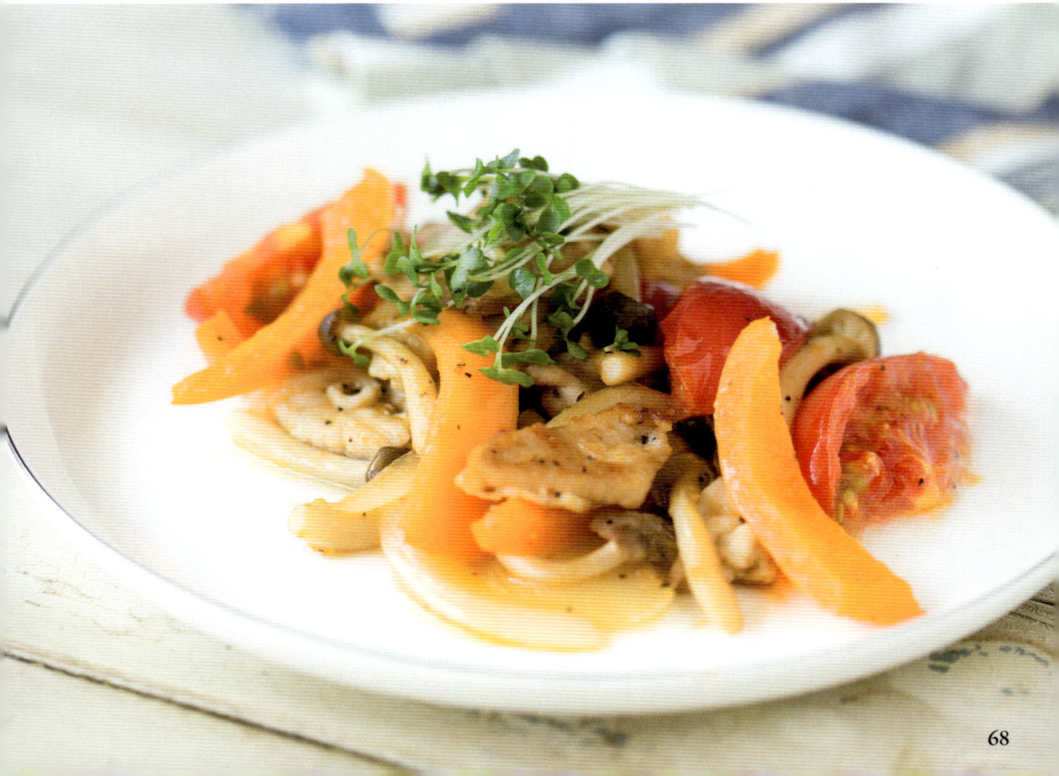

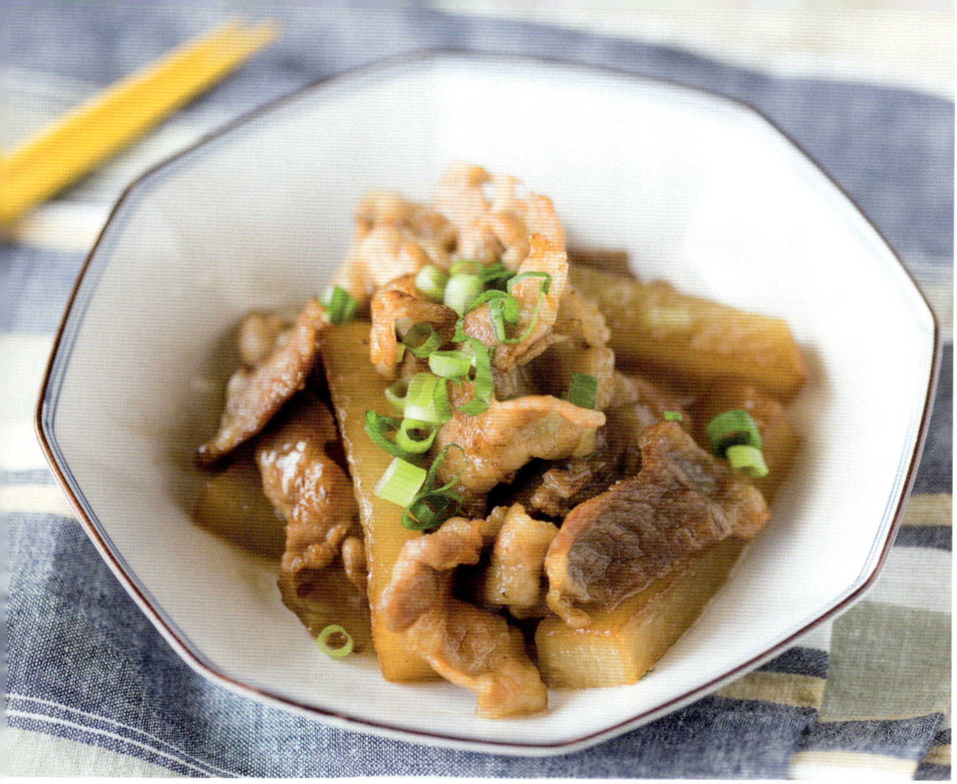

大根にしみ込んだ、豚肉脂の甘味がポイント!

豚バラ肉と大根の炒め煮

1人分 **糖質 5.3g** タンパク質 **31.1g** 食物繊維 **1.3g** 938kcal

材料2人分

豚バラ肉(スライス)…400g
大根…¼本
オリーブオイル…大さじ2
酒(糖質0)…50cc
しょうゆ…大さじ3
水…200cc
小ねぎ(小口切り)…少々

作り方

1 豚バラ肉は食べやすい大きさに切る。大根は皮をむき、2cm幅の棒状に切る。
2 フライパンにオリーブオイルを熱し、1の豚バラ肉、大根の順番に入れて焼き目をつける。
3 2に酒、しょうゆ、水を加え、水気がなくなるまで煮込む。
4 器に盛り、小ねぎをちらす。

あっさりしていて食べやすい！ 食欲がない時にも最適

ラム肉のしゃぶしゃぶ

1人分 **糖質 2.5g** **タンパク質 42g** **食物繊維 1g** 500kcal

材料2人分

ラム肉（しゃぶしゃぶ用）…400g
豆苗…1束
大根…少々
にんじん…少々
水…1ℓ
昆布…5㎝
タレ（混ぜ合わせる）
しょうゆ…大さじ3
白ワインビネガー…大さじ3
だし汁…大さじ3

作り方

1 豆苗は食べやすい大きさに切る。大根、にんじんはピーラーで薄切りにする。
2 鍋に水と昆布を入れ、1時間ほどおいてから火にかける。
3 2にラム肉、野菜をくぐらせ、火が通ったらタレにつけていただく。

MEMO
ラム肉はタンパク質、鉄分、L-カルニチンなどが豊富です。

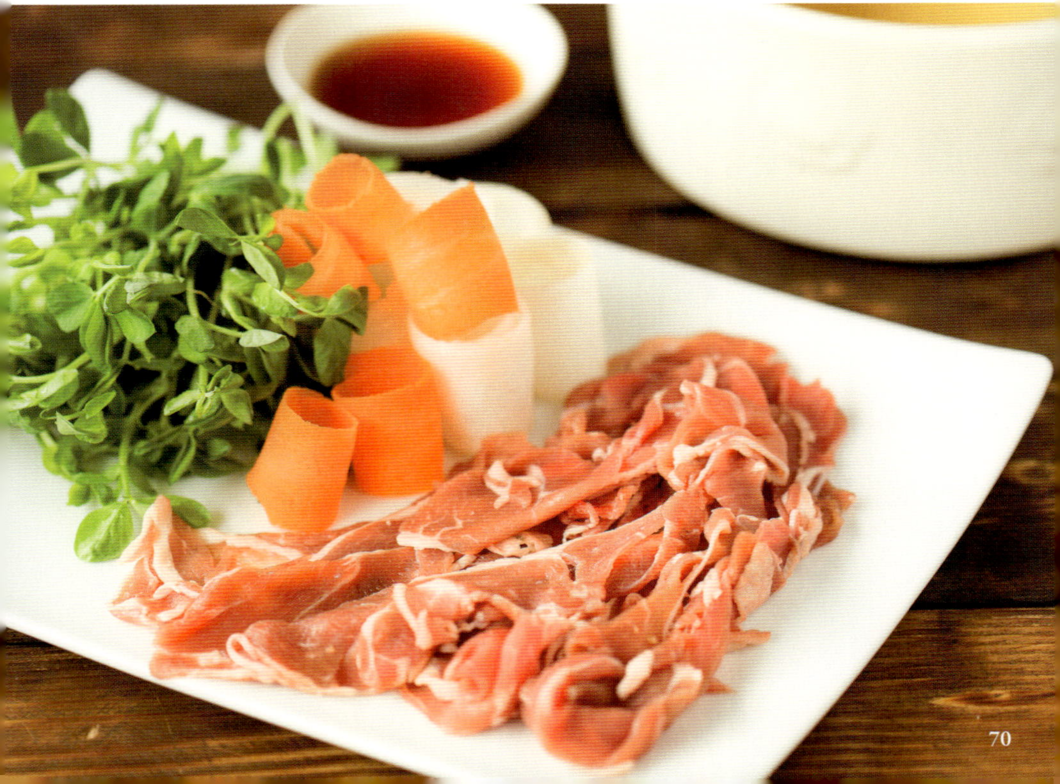

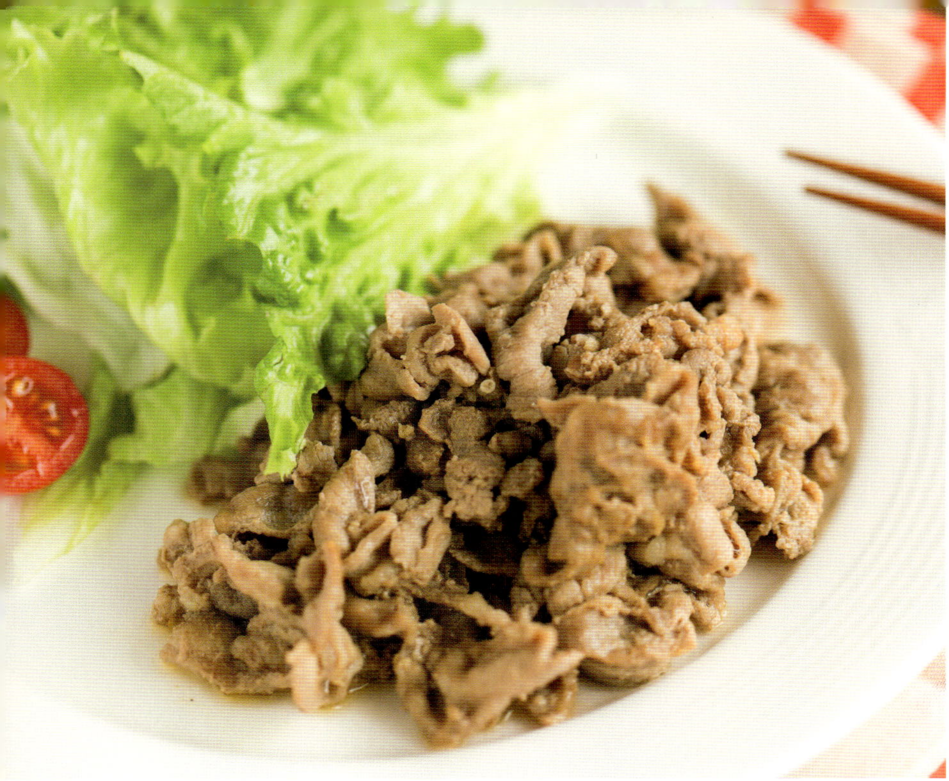

しょうがの香りがラム肉の臭みを消してくれる!

ラム肉のしょうが焼き

1人分 **糖質 3.4g** **タンパク質 28.8g** **食物繊維 0.2g** 473kcal(野菜を除く)

材料2人分

ラム肉(スライス)…300g
しょうが(すりおろし)…大さじ1
しょうゆ…大さじ2
だし汁…100cc
オリーブオイル…大さじ2
つけ合わせの野菜…適量

作り方

1 ラム肉は食べやすい大きさに切る。
2 ボウルにしょうが、しょうゆ、だし汁を入れて混ぜ、1を加えて揉み込む。
3 フライパンにオリーブオイルを熱し、2を入れて炒める。
4 器に盛り、つけ合わせの野菜を添える。

ビタミンA、Cが豊富なクレソンでエスニックな一品に

鶏肉とクレソンのエスニック炒め

1人分 **糖質 1.1g** タンパク質 15.7g 食物繊維 0.9g 380kcal

材料2人分

鶏もも肉…1枚
クレソン（生）…1束
オリーブオイル…大さじ2
にんにく（薄切り）…1かけ分
つけ汁（混ぜ合わせる）
- ナンプラー…小さじ1
- 酒（糖質0）…大さじ1
- 塩…小さじ¼
- ごま油…小さじ2

作り方

1 鶏もも肉は縦長に切り、つけ汁につけてよく揉む。

2 クレソンはよく洗って水気をきり、5㎝ほどの長さに切って葉と茎を分ける。

3 フライパンにオリーブオイルとにんにくを熱し、香りが出てきたら1を加え、表面がカリッとするまでしっかり炒める。

4 3に2のクレソンの茎を加えて炒める。30秒ほどしたら、葉を加えてさらに30秒ほど炒める。

MEMO
ナンプラーには、肉を柔らかくする働きがあります。

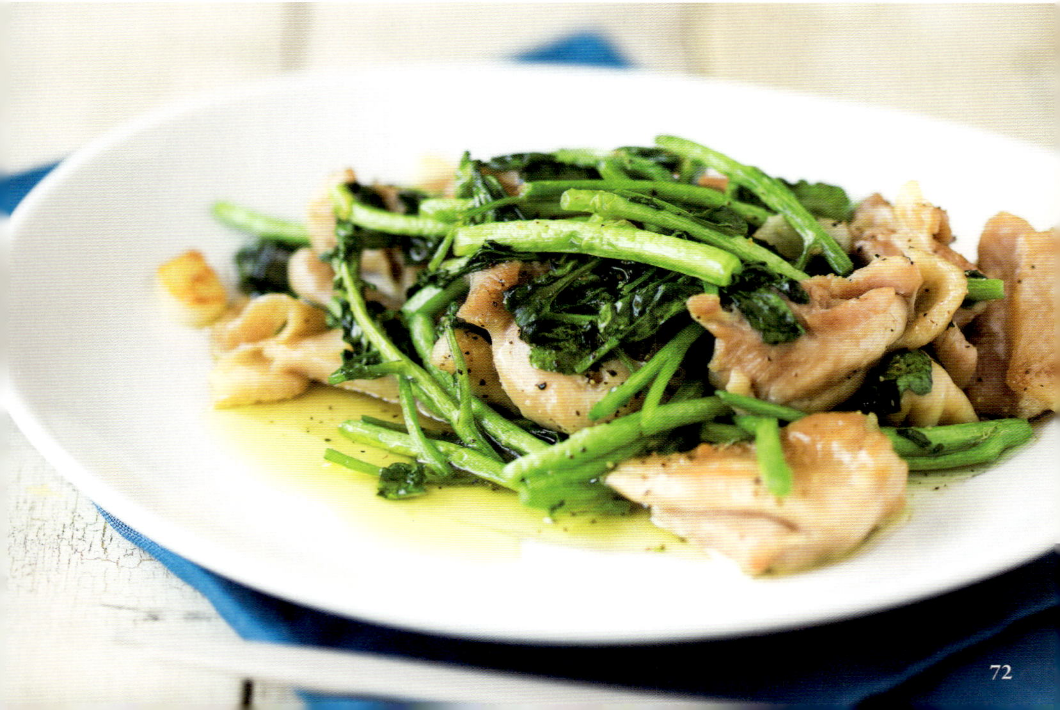

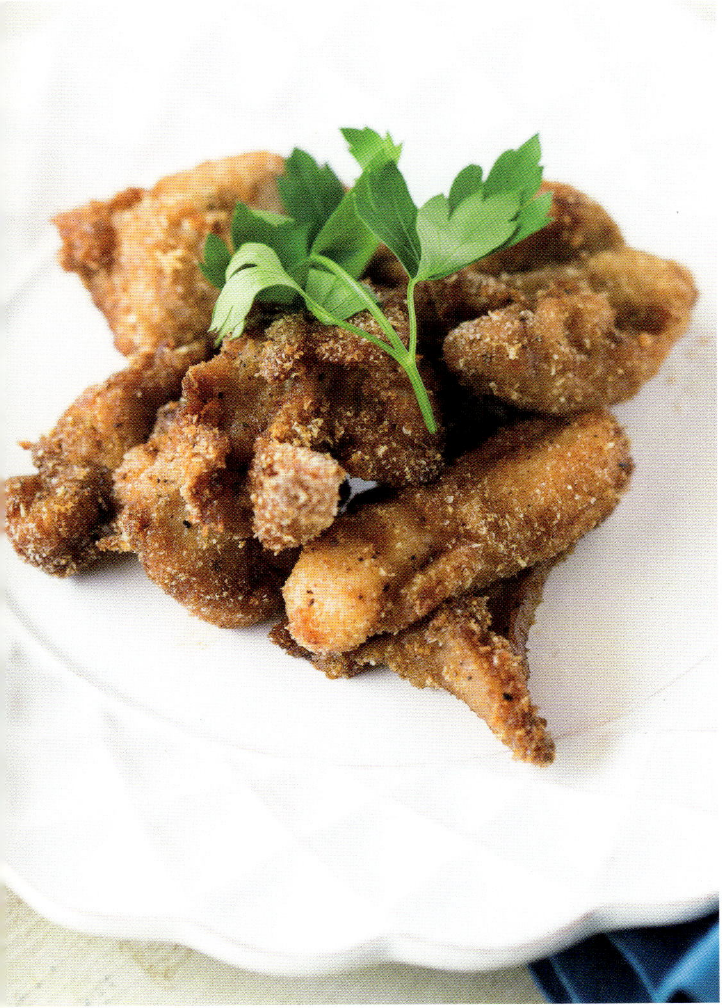

鶏のから揚げ

衣におからを使えば、食感も変わらずにおいしい！

1人分

糖質 **2.5g**

タンパク質 **39.5g**

食物繊維 **2.3g**

437kcal

材料2人分

鶏もも肉…2枚

塩、コショウ…少々

にんにく（すりおろし）…小さじ1

しょうゆ…大さじ1

おからパウダー…適量

揚げ用油（オリーブオイル）…適量

イタリアンパセリ（飾り用）…適量

作り方

1 鶏もも肉は食べやすい大きさに切り、塩、コショウ、にんにく、しょうゆをよく揉み込む。

2 1におからパウダーを軽くまぶし、180℃の油でカラッと揚げる。

柔らかく煮たチキンはお年寄りにもおすすめ

鶏のコンフィ、レンズ豆の煮込み添え

1人分 **糖質 25.4g** タンパク質 55.7g 食物繊維 9.3g 939kcal（野菜を除く）

材料2人分

鶏もも肉…2枚（各250g）
塩…小さじ1
にんにく（すりおろし）…小さじ2
オリーブオイル…大さじ2
セロリ…1本
レンズ豆（乾物）…100g
水…1ℓ
コンソメ（顆粒）…小さじ1
塩、コショウ…少々
つけ合わせの野菜…適量

作り方

1 鶏もも肉に塩、にんにくをすり込み、1時間ほどおく。
2 1の水気を拭きとり、鍋に並べる。肉が隠れるほどのオリーブオイル（分量外）を入れ、弱火で1時間煮る。
3 フライパンにオリーブオイルを熱してセロリを炒め、レンズ豆、水、コンソメを加えて煮込む。レンズ豆が柔らかくなったら、塩、コショウで味をととのえる。
4 2の鶏肉を鍋から上げて油をきり、別のフライパンで表面をこんがり焼く。
5 器に3をひき、4をのせ、つけ合わせの野菜を添える。

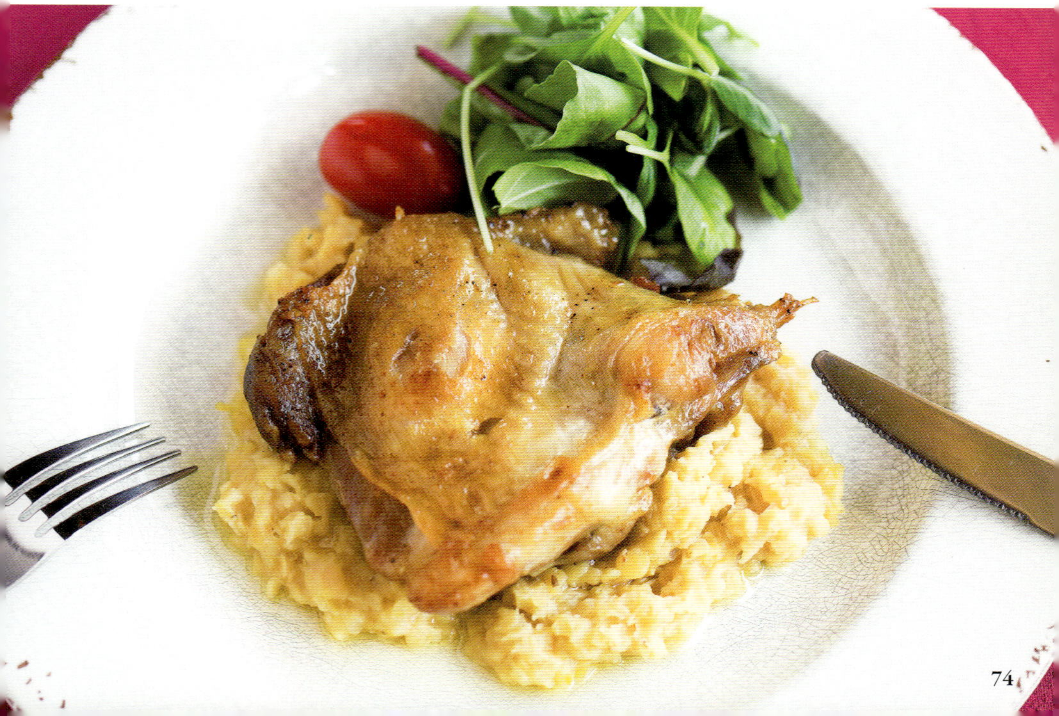

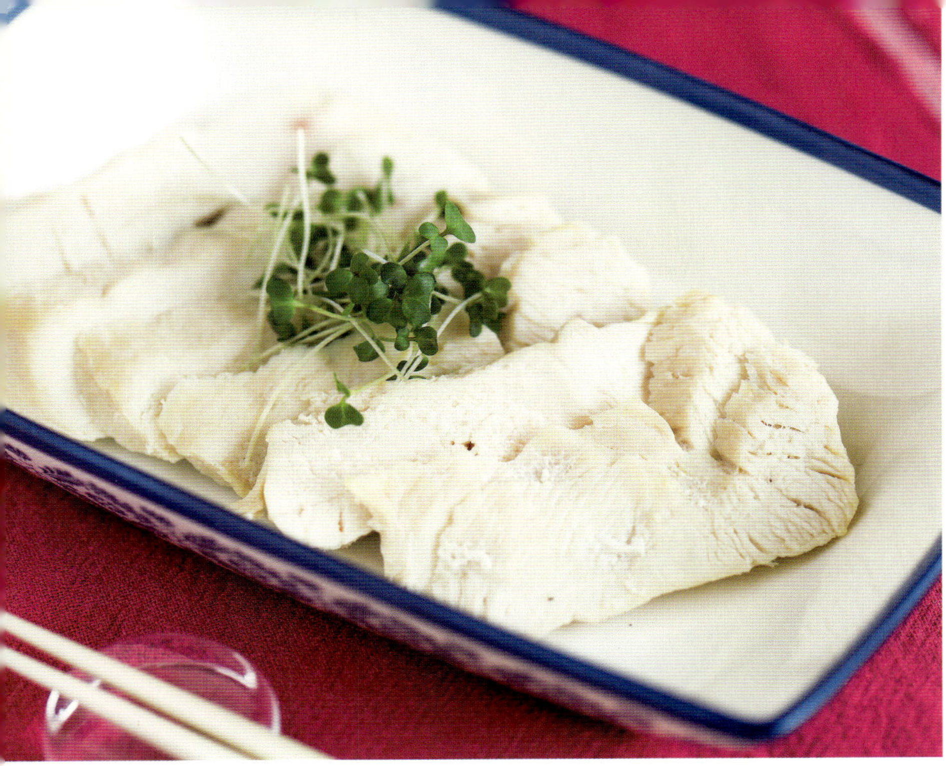

いろいろな料理にアレンジできる！ もちろんそのままでも◎

塩蒸し鶏

1人分 糖質 0.9g タンパク質 44.2g 食物繊維 0.4g 287kcal

材料2人分

鶏むね肉…2枚
塩…大さじ½
しょうが（薄切り）…10g
長ねぎ（青い部分）…適量
酒（糖質0）…大さじ1
水…400cc
ブロッコリースプラウト…適量

作り方

1 鶏むね肉は筋を取り、フォークで数カ所刺して塩を揉み込む。
2 フライパンにしょうがと長ねぎを敷き、その上に1をのせる。酒をふり、水を加えて中火にかける。
3 沸騰してきたら蓋をし、弱火にして8分ほど加熱する。火を止め、そのまま20分ほどおく。
4 器に盛り、ブロッコリースプラウトをのせる。

MEMO
サラダやスープなどにプラスしてもおいしくいただけます。P97の「塩蒸し鶏入りしらたきスープ」にも使っています。

淡泊な鶏肉と香ばしいアーモンドが相性バツグン!

鶏もも肉のアーモンド煮込み

1人分 **糖質 12g** **タンパク質 33.6g** **食物繊維 4.4g** 716kcal

材料2人分

鶏もも肉…2枚
塩、コショウ…少々
オリーブオイル…大さじ2
にんにく(みじん切り)…2かけ分
玉ねぎ(みじん切り)…1個分
アーモンドスライス
(ビニール袋に入れて麺棒などでたたく)
…50g
水…400cc
コンソメ(顆粒)…小さじ2
生クリーム…大さじ3
イタリアンパセリ(飾り用)…適量

作り方

1 鶏もも肉は塩、コショウ、オリーブオイルを揉み込んで1時間ほどおき、フライパンでこんがり焼いて取り出しておく。

2 フライパンにオリーブオイル(分量外)、にんにくを熱し、香りが出てきたら玉ねぎ、アーモンドスライスを加えて炒める。

3 2に水、コンソメを加え、さらに1を加えて煮込む。

4 塩、コショウで味をととのえ、最後に生クリームを加えて軽くひと煮立ちさせる。

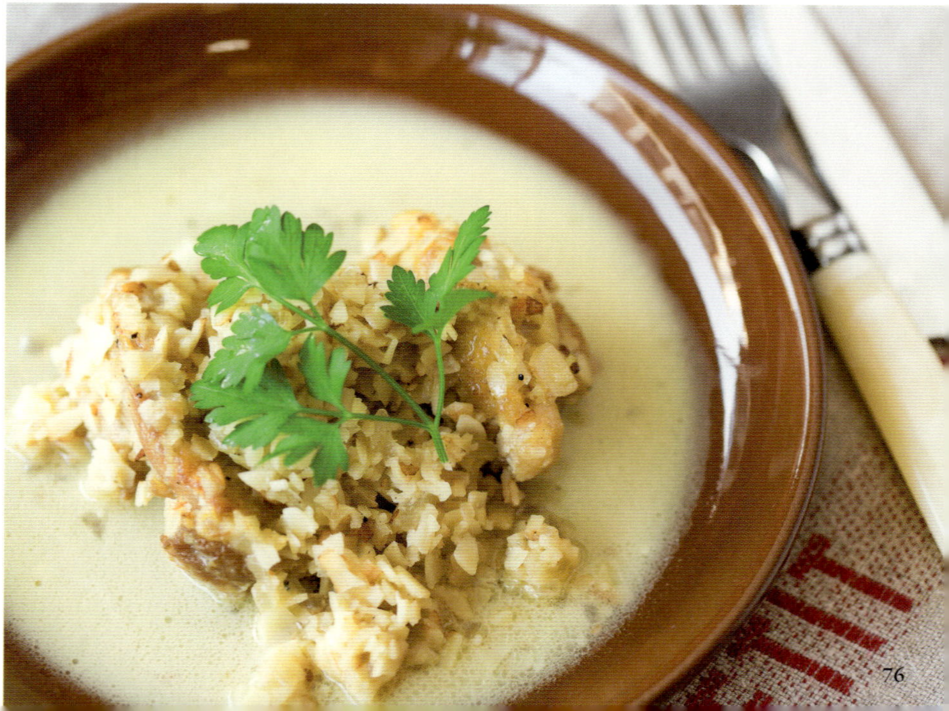

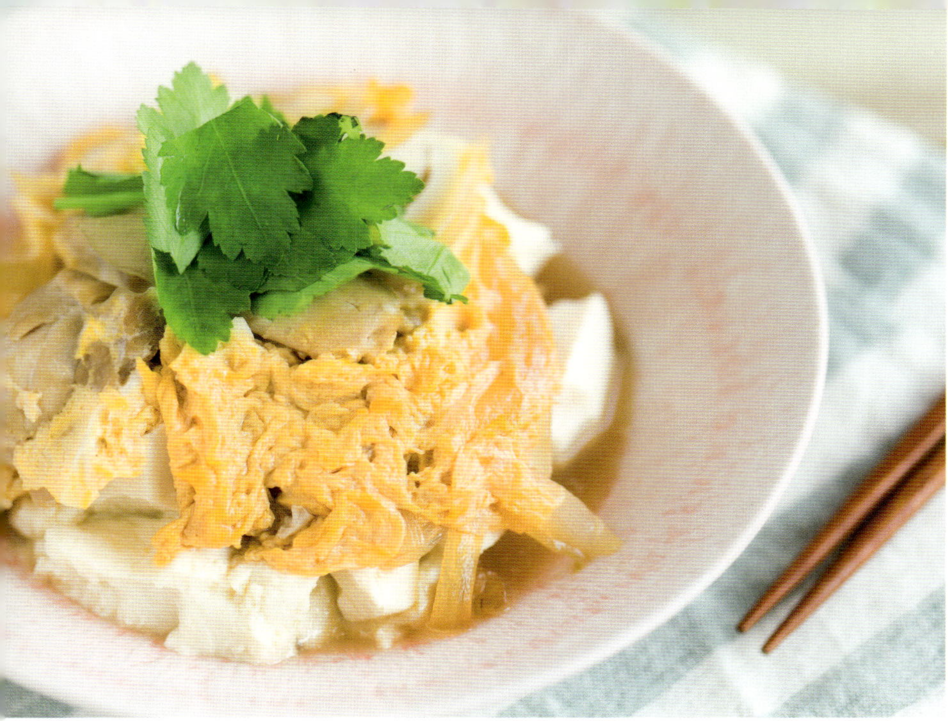

ごはんの代わりに豆腐を使ったヘルシー丼

木綿豆腐で作る親子丼

1人分 **糖質 7.2g** **タンパク質 34.8g** **食物繊維 1.4g** 433kcal

材料2人分

木綿豆腐…1丁
鶏もも肉…2枚
玉ねぎ…½個
溶き卵…2個分
三つ葉(2cmほどに切る)…適量

タレ

しょうゆ…大さじ2
酒(糖質0)…大さじ2
だし汁…大さじ2
ラカントS…大さじ1

作り方

1 木綿豆腐はキッチンペーパーなどで包み、重しをのせて水気をきる。
2 鶏もも肉は食べやすい大きさに切り、玉ねぎは厚めに切る。
3 フライパンにタレの材料を入れて熱し、沸騰してきたら**2**を加えて鶏もも肉に完全に火を通す。
4 **3**に溶き卵を⅔ほど加え、蓋をして弱火で煮る。2分たったら蓋を開け、残りの溶き卵を加えて20秒ほど中火で煮る。
5 器に**1**を盛り、その上に**4**をかけ、三つ葉を飾る。

マグロは低糖質でタウリン、ビタミンE、鉄分が豊富!

炙りマグロのオニオンソース

1人分　糖質 7.9g　タンパク質 26g　食物繊維 0.8g　274kcal

材料2人分

マグロ(刺身用さく)…200g
塩、コショウ…少々
レモン汁…大さじ1
オリーブオイル…大さじ2
玉ねぎ(薄切り)…½個分
バルサミコ酢…大さじ1と½
しょうゆ…大さじ1と½
塩…少々
バター…小さじ1
黒コショウ…少々

作り方

1 マグロは塩、コショウをまぶし、レモン汁とオリーブオイル大さじ1をかけて10分ほどつけておく。

2 フライパンにオリーブオイル大さじ1を熱し、マグロの表面をこんがり焼く。

3 2のマグロを取り出したフライパンに玉ねぎを入れ、しんなりするまで炒める。

4 3にバルサミコ酢、しょうゆを加えてよく炒める。塩で味をととのえ、最後にバターを加える。

5 マグロは3㎝幅に切り、器に盛る。4をかけ、黒コショウをふる。

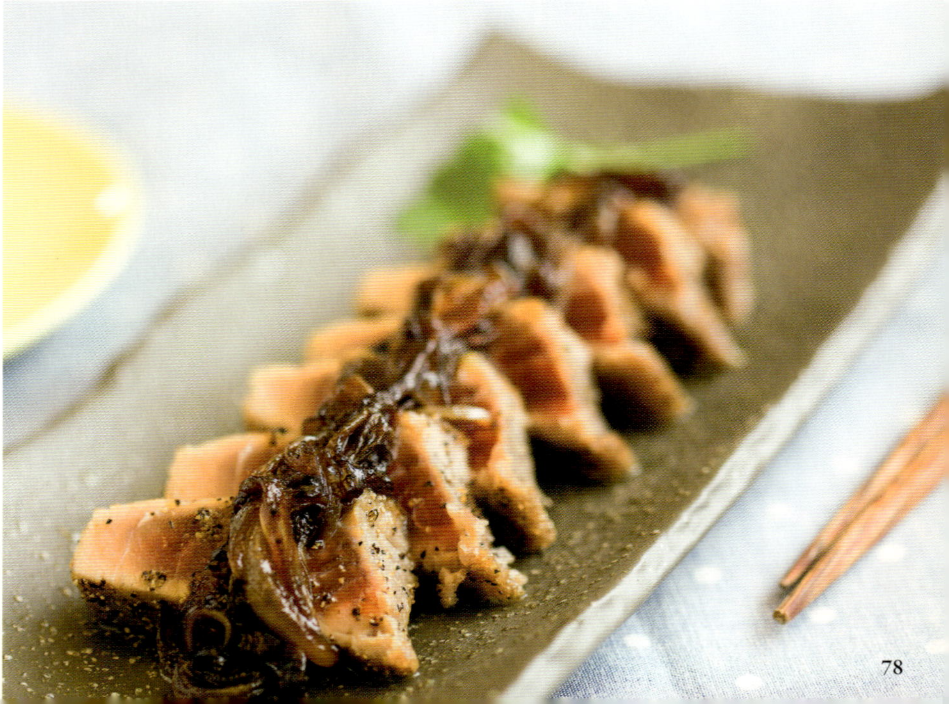

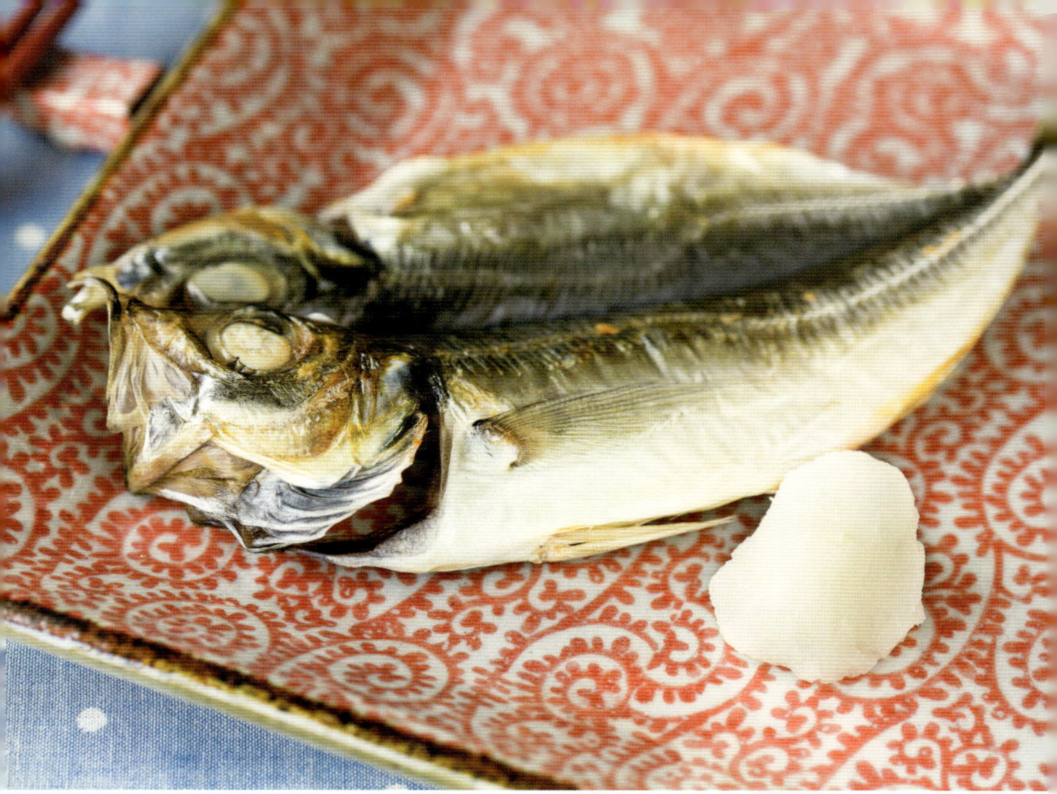

大根おろしを添えて、食物繊維も一緒に摂取!

アジの干物

1人分 糖質 **0.4g** タンパク質 **16.2g** 食物繊維 **0.2g** 137kcal

材料2人分

アジの開き(干物)…2尾

大根おろし…適量

作り方

1 アジはグリルまたは網で焼く。

2 器に盛り、大根おろしを添える。

MEMO

塩味の効いたアジの干物は、調味料代わりに使ってもおいしいので、以下のようなアレンジもおすすめです。

【アジの干物でかんたんアレンジレシピ】

＊**きゅうりとわかめの酢の物**
塩揉みしたきゅうりとわかめにほぐした干物を加えて混ぜ、酢を少々かける。

＊**納豆オクラ**
納豆にゆでて食べやすい大きさに切ったオクラ、ほぐした干物を加え、しょうゆをたらしてよく混ぜ合わせる。

青魚の臭みを消し、おいしく食べられる!

サバのスープカレー

1人分 **糖質 32g** **タンパク質 34.7g** **食物繊維 10.7g** 497kcal

材料2人分

サバ…2切れ
オリーブオイル…大さじ2
じゃがいも…2個
パプリカ(赤)…½個
ブロッコリー…½束
にんにく(つぶす)…2かけ
しょうが…1かけ
水…600cc
コンソメ(顆粒)…大さじ1
塩、コショウ…少々

A

カレー粉…大さじ2
バター…大さじ1
手作りケチャップ
(作り方はP36参照)…大さじ1

作り方

1 フライパンにオリーブオイルを熱し、サバを入れて焦げ目がつく程度に焼いておく。
2 じゃがいもは皮をむいて4等分にする。パプリカは食べやすい大きさに切ってオリーブオイル(分量外)で焼き、ブロッコリーは小分けにしてゆでておく。
3 鍋にAを入れて炒め、にんにく、しょうが、水、コンソメを加える。さらに1、2のじゃがいもを加えて煮込む。
4 塩、コショウで味をととのえ、器に盛り、2のパプリカとブロッコリーをのせる。

MEMO

カレールウを使わずスパイスのみで作るので、低糖質&低カロリー。

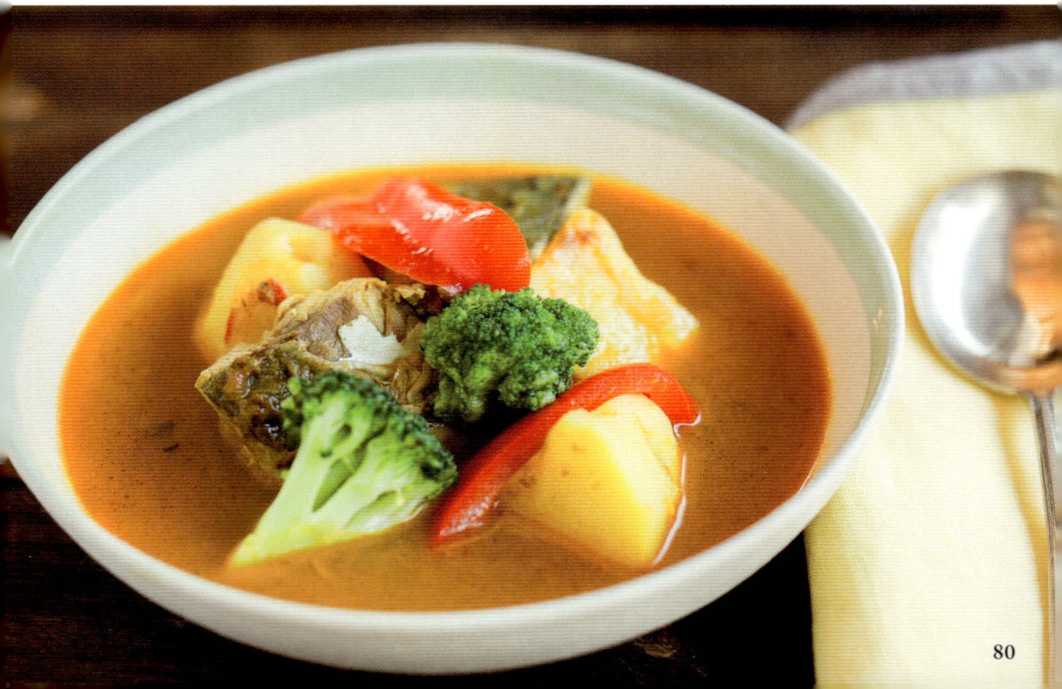

サバ缶でかんたんゴージャスな一品!

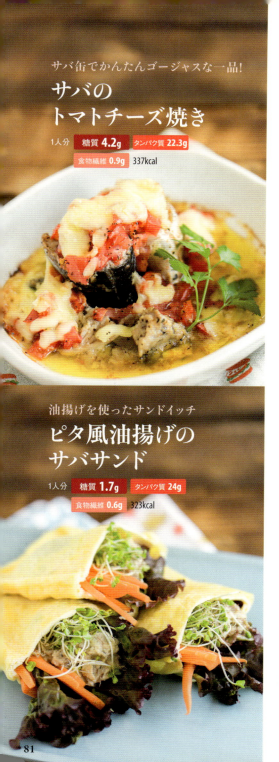

サバのトマトチーズ焼き

1人分 糖質 4.2g タンパク質 22.3g 食物繊維 0.9g 337kcal

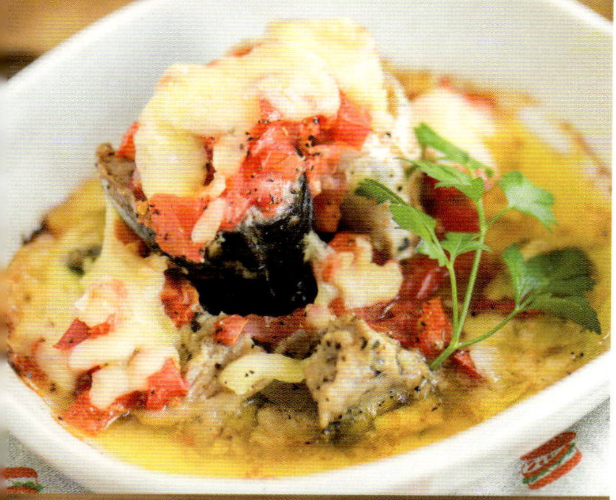

材料2人分

サバ(水煮)…190g(1缶)
塩、コショウ…少々
オリーブオイル…大さじ2
トマト(粗みじん切り)…1個分
とろけるチーズ…適量
イタリアンパセリ(飾り用)…適量

作り方

1 耐熱容器にサバをおき、塩、コショウをしてオリーブオイルをかける。
2 1にトマト、とろけるチーズをのせ、オーブントースター(200〜230℃)で5分ほど焼く。

油揚げを使ったサンドイッチ

ピタ風油揚げのサバサンド

1人分 糖質 1.7g タンパク質 24g 食物繊維 0.6g 323kcal

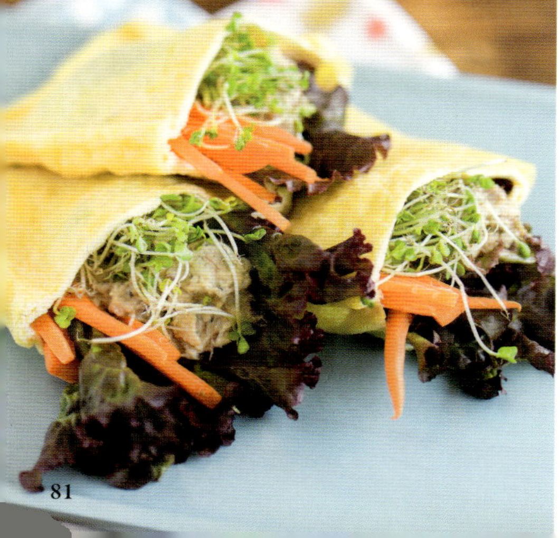

材料2人分

サバ(水煮)…190g(1缶)
手作りマヨネーズ
(作り方はP36参照)…大さじ2
塩、コショウ…少々
油揚げ…2枚
サニーレタス…1枚
にんじん(千切り)…少々
ブロッコリースーパースプラウト…適量

作り方

1 ボウルにサバを入れてほぐし、マヨネーズと塩、コショウで味をととのえる。
2 油揚げは半分に切って真ん中を開き、オーブントースター(200〜230℃)で2分ほど焼く。
3 2の袋部分に1、サニーレタス、にんじん、ブロッコリースーパースプラウトをつめる。

タウリン豊富なカキでパワーチャージ!

カレー風味のカキフライ

1人分 **糖質 14.1g** **タンパク質 14.5g** **食物繊維 2.6g** 337kcal

材料2人分

カキ…1パック(250g)
オリーブオイル…大さじ2
カレー粉…小さじ1
塩、コショウ…少々
溶き卵…1個分
ドライおから(粗)…適量
揚げ用油(オリーブオイル)…適量
レタス…適量

作り方

1 カキをよく洗い、沸騰したお湯(分量外)に10秒入れてあげ、氷水に移して冷やす。

2 ボウルに水気をよく拭いた1を入れ、オリーブオイル、カレー粉、塩、コショウを加えて混ぜ合わせ、10分ほどおく。

3 溶き卵に2をくぐらせ、ドライおからをまぶし、180℃の油で揚げる。

4 器にレタスを敷き、3を盛る。

MEMO
少量のカレー粉が、カキ特有の臭みを消してくれます。

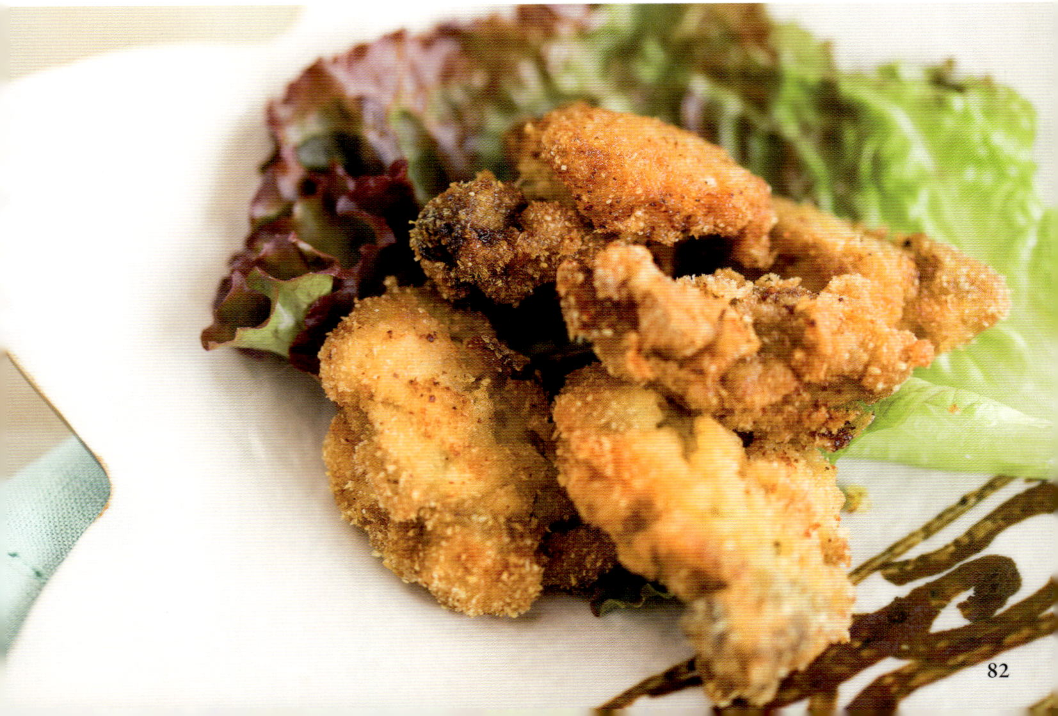

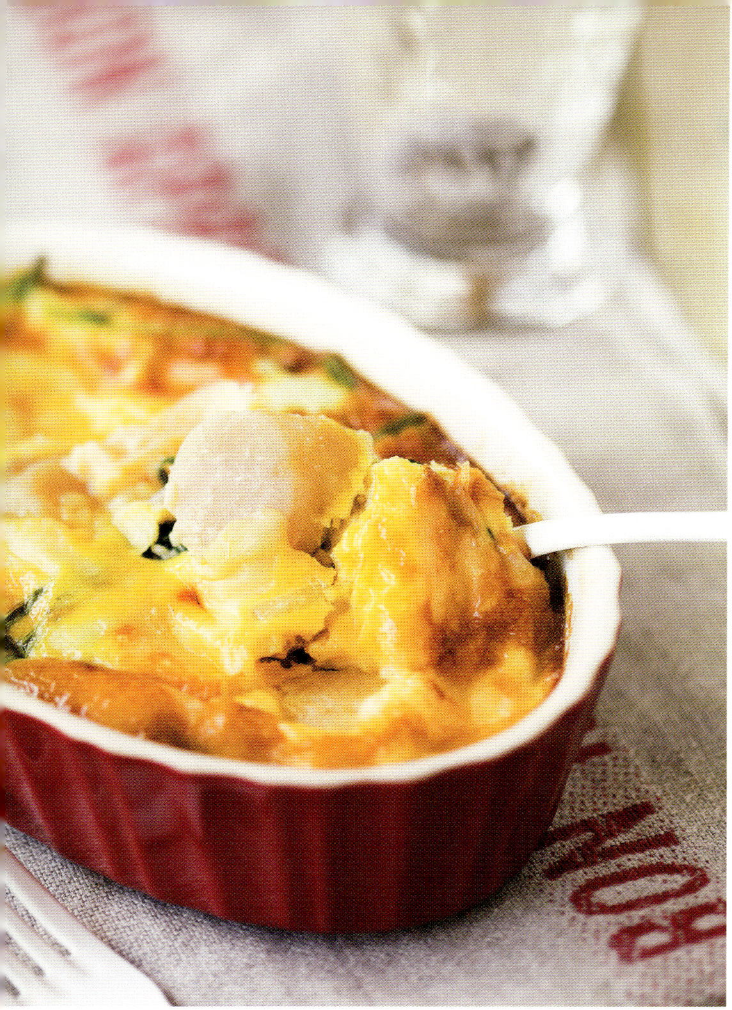

ごろごろホタテとチーズでボリューム満点！

ホタテとほうれん草のオーブン焼き

1人分

糖質 7.6g

タンパク質 30.3g

食物繊維 1.5g

741kcal

材料2人分

ほうれん草…½束
ホタテ…4個
塩…少々
卵…3個
生クリーム…200cc
オリーブオイル…大さじ2
玉ねぎ（薄切り）…¼個分
塩、コショウ…少々
とろけるチーズ…30g

作り方

1 ほうれん草は食べやすい大きさに切る。ホタテは軽く塩をふる。

2 卵と生クリームは混ぜ合わせる。

3 フライパンにオリーブオイルを熱し、玉ねぎを入れて炒める。玉ねぎが透き通ったら、1のほうれん草を加えてサッと炒め、塩、コショウで味をととのえる。

4 3に2を加えて混ぜ合わせ、耐熱容器に流し入れ、1のホタテをのせる。

5 とろけるチーズをちらし、180℃のオーブンで25分ほど焼く。

献立の組み合わせ例

**本書のレシピを使い、朝・昼・晩の献立例を紹介します。
毎食ごとに栄養バランスのととのった食事を目指しましょう。**

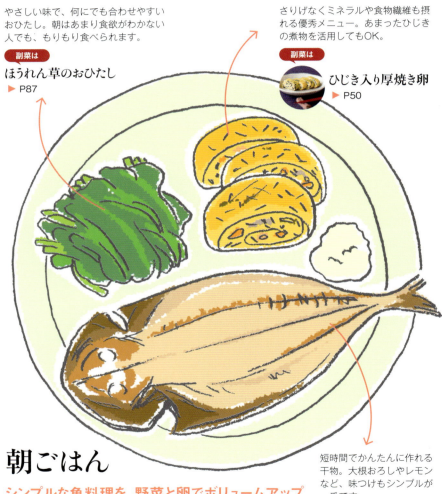

やさしい味で、何にでも合わせやすいおひたし。朝はあまり食欲がわかない人でも、もりもり食べられます。

副菜は

ほうれん草のおひたし

▶ P87

さりげなくミネラルや食物繊維も摂れる優秀メニュー。あまったひじきの煮物を活用してもOK。

副菜は

ひじき入り厚焼き卵

▶ P50

朝ごはん

シンプルな魚料理を、野菜と卵でボリュームアップ

「忙しい朝は調理が面倒……」そんな人におすすめなのが魚の干物です。塩味の効いた魚をメインに、卵焼きとたっぷりの野菜を添えれば、ごはんがなくても満足できます。もう一品プラスするなら具だくさんの味噌汁が◎。

短時間でかんたんに作れる干物。大根おろしやレモンなど、味つけもシンプルが一番です。

主菜は

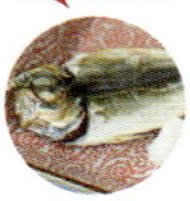

アジの干物

▶ P79

昼ごはん

満腹おかずで午後のためのエネルギーチャージ

つい外食に頼ってしまいがちなランチタイムも、糖質制限を意識するためにはなるべく手作りに。主菜はがっつり系の牛肉メニュー。これにアボカドや魚介類、こんにゃくなどの副菜を組み合わせれば、腹持ちもバツグン。

ごはんや麺の代わりとしても使われるこんにゃくは食物繊維が豊富で、お腹もいっぱいになります。

副菜は

こんにゃくともやしの韓国風炒め

▶ P87

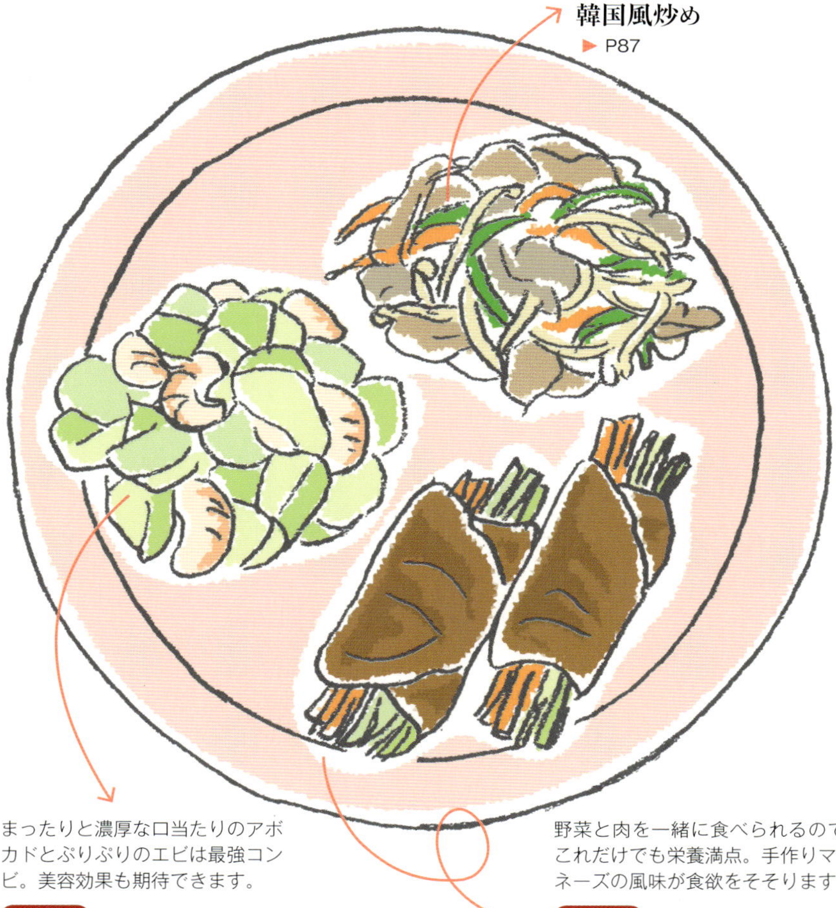

まったりと濃厚な口当たりのアボカドとぷりぷりのエビは最強コンビ。美容効果も期待できます。

副菜は

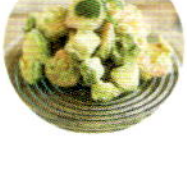

アボカドとエビのサラダ

▶ P42

野菜と肉を一緒に食べられるので、これだけでも栄養満点。手作りマヨネーズの風味が食欲をそそります。

主菜は

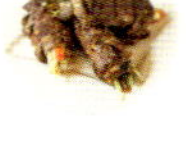

牛肉の野菜巻き

▶ P62

晩ごはん

衣をひと工夫した揚げ物で、夜もいっぱい食べられる!

ダイエットにはNGとされてきた揚げ物も、衣におから、揚げ油にオリーブオイルを使えばヘルシーメニューに。これに合わせたい副菜は、さっぱり系の煮びたしや大豆タンパク。食事は夜でもしっかり摂りましょう。

チーズを挟んでタンパク質量アップ。ソースは、少量ずつかけて食べるようにしましょう。

主菜は

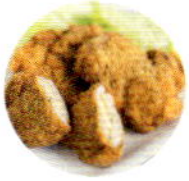

チーズ入りとんかつ

▶ P66

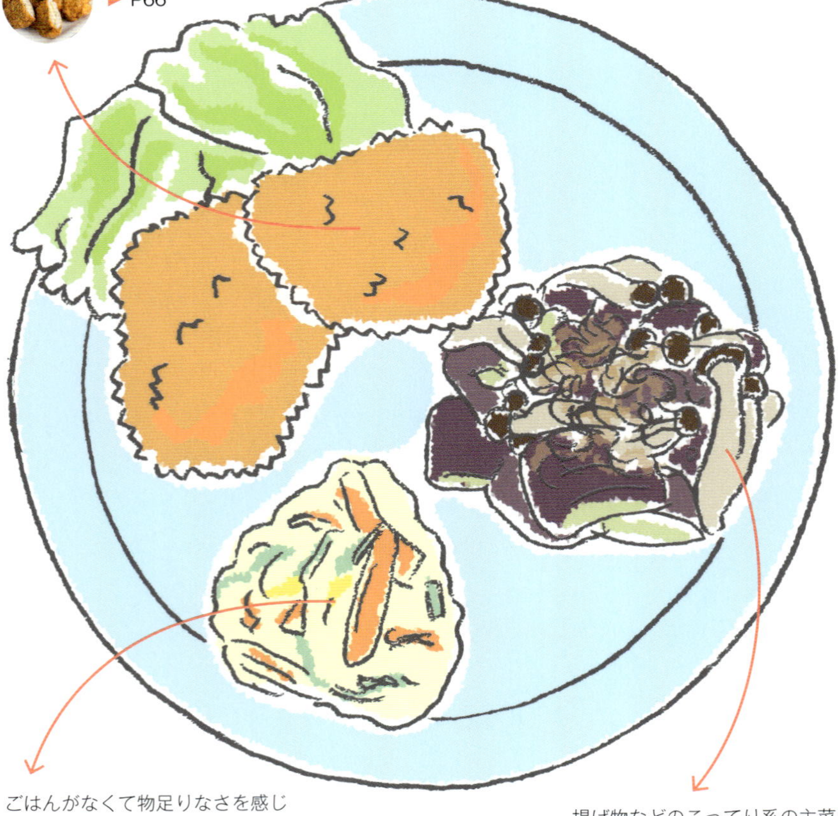

ごはんがなくて物足りなさを感じる時は、豆腐のおかずをプラスすることで解決できます。

副菜は

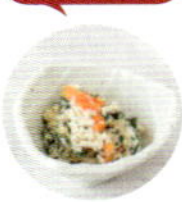

白和え

▶ P53

揚げ物などのこってり系の主菜には、だし汁のうまみがしみ込んだ煮びたしが口直しに最適です。

副菜は

なすとしめじの煮びたし

▶ P87

プラス1惣菜レシピ

ほうれん草のおひたし

1人分 糖質 0.3g タンパク質 1.9g 食物繊維 1.4g 17kcal

材料2人分

ほうれん草…½束
だし汁…50cc
しょうゆ…大さじ1

作り方

1 ほうれん草は好みの硬さにゆで、食べやすい大きさに切る。
2 ボウルに1の水気を絞って入れ、だし汁、しょうゆを加えてよく混ぜ合わせる。

こんにゃくともやしの韓国風炒め

1人分 糖質 3.3g タンパク質 10g 食物繊維 4.7g 289kcal

材料2人分

こんにゃく…1枚
にんじん…⅓本
ニラ…¼束
豚バラ肉（スライス）…50g
にんにく（すりおろし）…小さじ1
しょうゆ…大さじ1
ごま油…大さじ1
もやし…1袋
タレ（混ぜ合わせる）
- ごま油…大さじ1
- 豆板醤…小さじ1
- だし汁…100cc
- しょうゆ…大さじ1
- ラカントS…大さじ1

作り方

1 こんにゃくは細切りにし、乾煎りする。
2 にんじんは千切り、ニラは3cmほどに切る。豚バラ肉は食べやすい大きさに切り、にんにくとしょうゆをまぶしておく。
3 フライパンにごま油を熱し、2の豚バラ肉を炒める。火が通ったら、2のにんじんとニラ、もやしを加えて炒める。
4 3に1を加え、タレを回し入れ、水気がなくなるまで炒める。

なすとしめじの煮びたし

1人分 糖質 4.7g タンパク質 4.1g 食物繊維 3.3g 151kcal

材料2人分

なす…2本
しめじ…1パック（100g）
オリーブオイル…大さじ2
だし汁…150cc
しょうゆ…大さじ2
かつお節…少々

作り方

1 なすは食べやすい大きさに切る。しめじは石づきを取ってほぐす。
2 フライパンにオリーブオイルを熱し、1を入れて炒める。
3 ボウルにだし汁、しょうゆを入れて混ぜ、2を加えて30分ほどおく。
4 器に盛り、かつお節をかける。

COLUMN 5

低糖質麺レシピ

満足感はそのまま！
市販の低糖質麺を使ったレシピを紹介します。

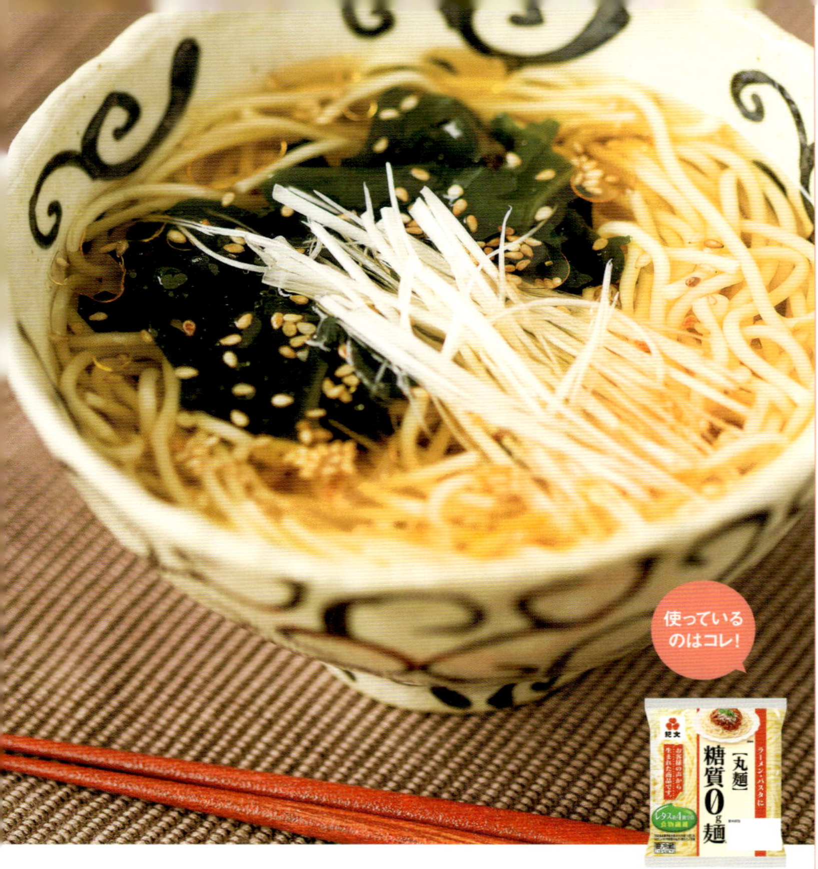

糖質ゼロの麺を使えばラーメンも食べられる！

わかめたっぷりラーメン

糖質 4.1g　**タンパク質 5.3g**　**食物繊維 12.6g**　106kcal

材料1人分

糖質0g麺（丸麺）…1袋
わかめ（生、乾燥どちらでもOK）…適量
白髪ねぎ…少々
煎りごま…少々

スープ

水…600cc
中華だし（顆粒）…大さじ1
しょうゆ…大さじ2
ごま油…小さじ1

作り方

1 わかめはよく洗い、水気をきる（乾燥の場合は戻してから洗い、水気をきる）。
2 麺を湯通しし、器に盛る。
3 鍋にスープの材料を入れてひと煮立ちさせ、2に注ぐ。
4 3に1と白髪ねぎをのせ、煎りごまをふる。

普通のうどんと変わりなく使えておいしい！

讃岐風うどん

糖質 34.9g　タンパク質 13.2g　食物繊維 19.9g　249kcal

材料1人分

糖質40%オフ 本うどん…1袋
だし汁…600cc
しょうゆ…大さじ2
ラカントS…大さじ1
小ねぎ（小口切り）…少々

作り方

1 うどんをゆで、器に盛る。
2 鍋にだし汁、しょうゆ、ラカントSを入れ、ひと煮立ちしたら1にかける。
3 小ねぎをちらす。

使っているのはコレ！

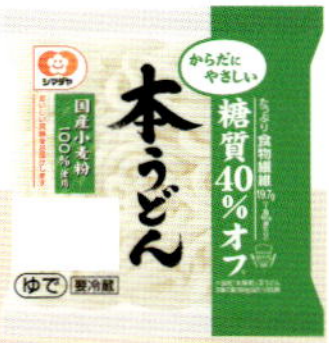

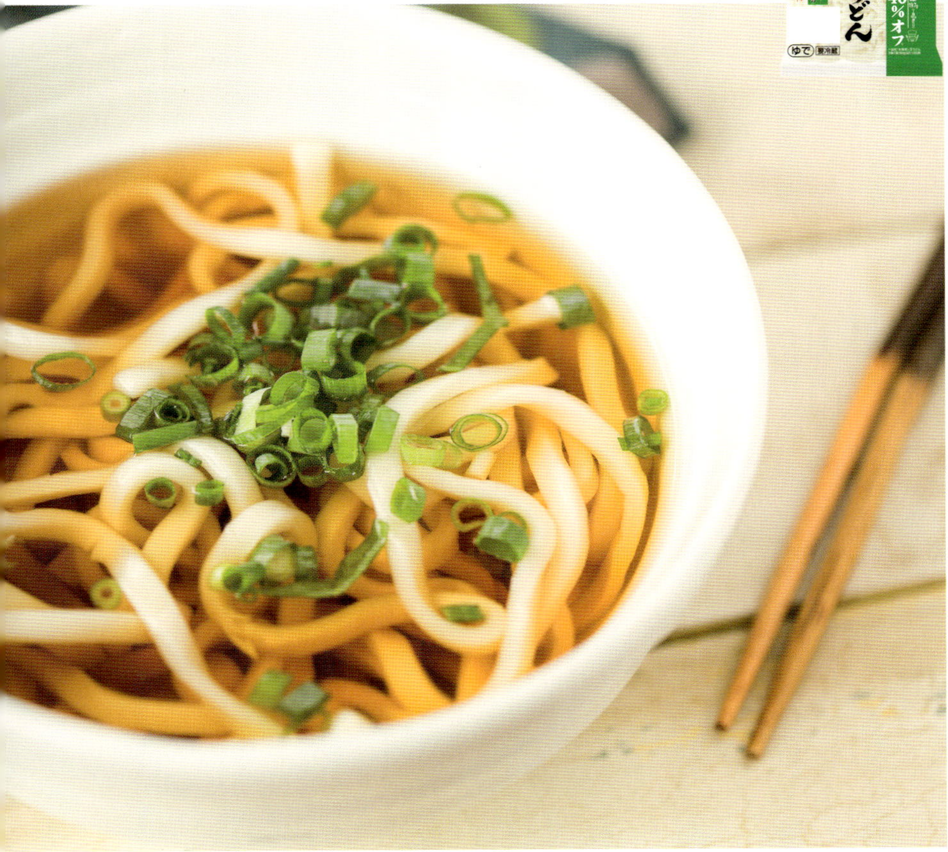

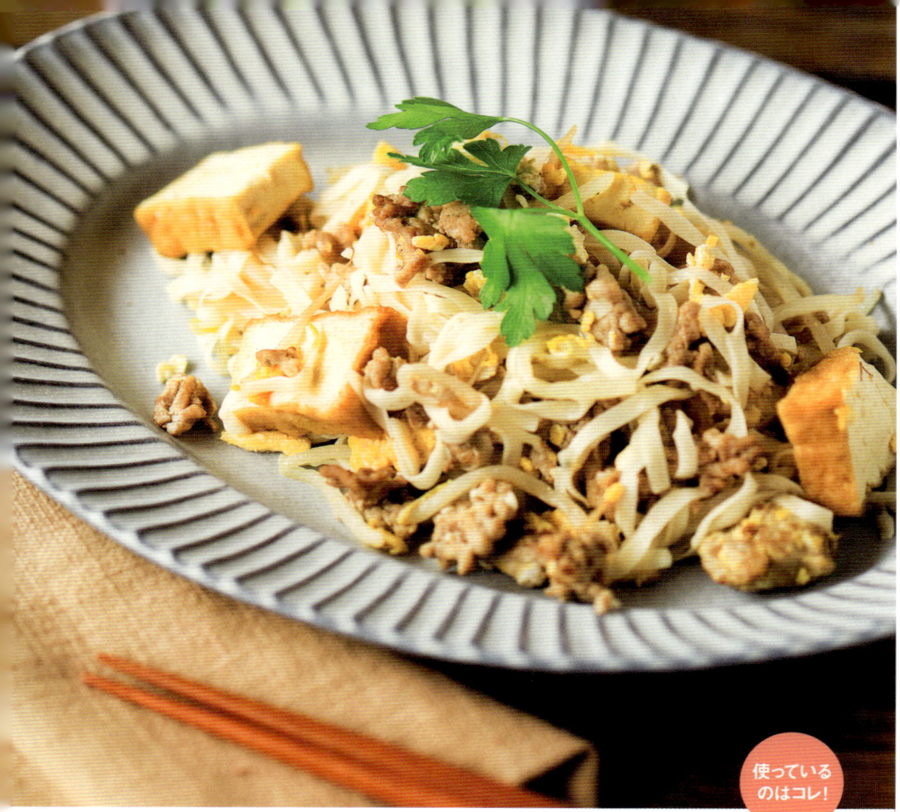

使っているのはコレ!

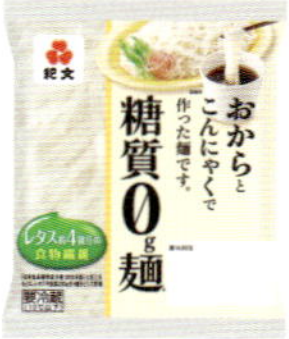

厚揚げをたくさん入れてエスニック風に!

糖質0g麺のパッタイ

糖質 3.2g　タンパク質 30.3g　食物繊維 13.1g　453kcal

材料1人分

糖質0g麺…1袋
オリーブオイル…大さじ1
にんにく(みじん切り)…小さじ½
鶏ひき肉…50g
卵…1個
厚揚げ(5㎜程度に切る)…½枚
もやし…20g
ナンプラー…大さじ1
塩、コショウ…少々
イタリアンパセリ(飾り用)…適量

作り方

1 フライパンにオリーブオイルとにんにくを熱し、鶏ひき肉を炒める。
2 1に卵を割り入れ、溶きながら炒める。
3 2に厚揚げ、もやし、麺、ナンプラーを加えて炒め、塩、コショウで味をととのえる。

MEMO
おからとこんにゃくでできた平麺は、焼きそばの代わりに使ってもおいしくいただけます。

材料1人分

糖質40%オフ 本うどん…1袋
オリーブオイル…大さじ2
にんにく(みじん切り)…2かけ分
玉ねぎ(みじん切り)…½個分
牛ひき肉…200g
赤ワイン…50cc
ホールトマト…1缶(400g)
水…100cc
塩、コショウ…少々
パルメザンチーズ…適量
イタリアンパセリ(飾り用)…適量

作り方

1. フライパンにオリーブオイルとにんにくを熱し、香りが出てきたら玉ねぎを入れて炒める。
2. 1に牛ひき肉と赤ワインを加え、ひと煮立ちしたらホールトマト、水を加えて煮込む。
3. 水分が⅓になったら、塩、コショウで味をととのえる。
4. うどんをゆで、器に盛り、3をかける。お好みでパルメザンチーズをふる。

使っているのはコレ!

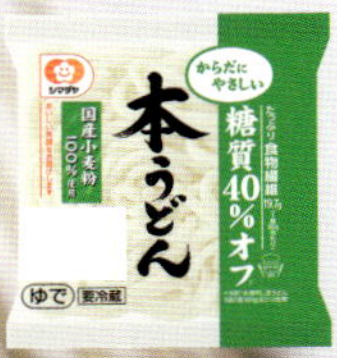

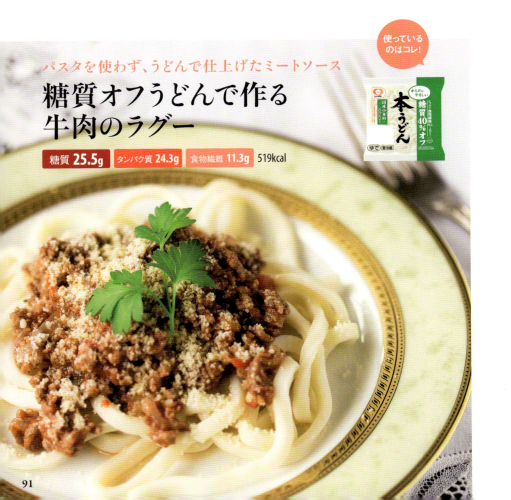

パスタを使わず、うどんで仕上げたミートソース

糖質オフうどんで作る牛肉のラグー

糖質 **25.5g** タンパク質 **24.3g** 食物繊維 **11.3g** 519kcal

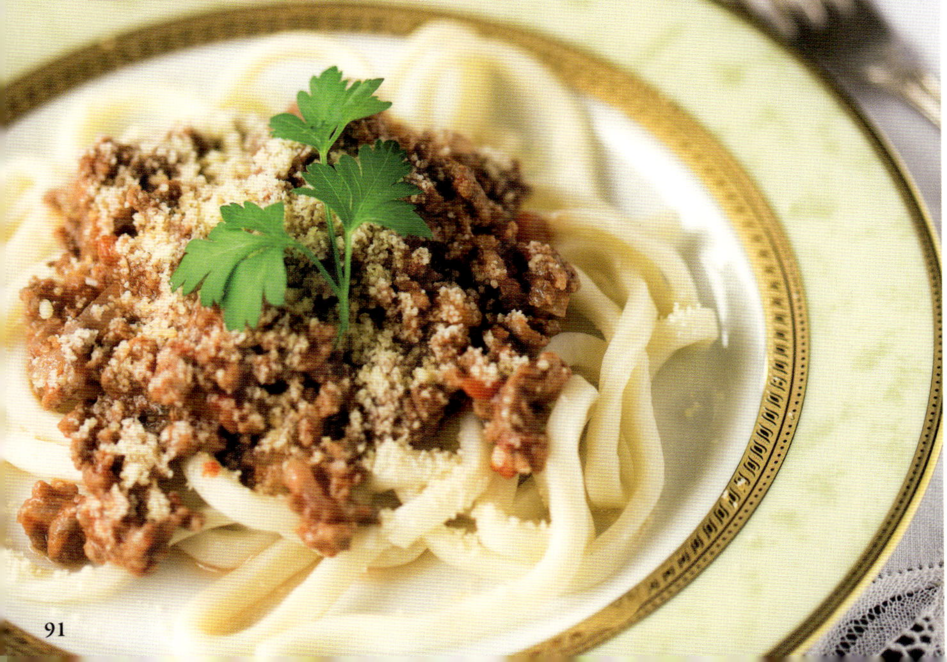

COLUMN 6

Q&A ③

ケトジェニックダイエットでよくある質問にお答えします。

Q 糖質と糖類は何が違うのですか?

A 糖類は糖質の一部で、単糖類（ブドウ糖・果糖など）や二糖類（砂糖・乳糖など）のことを指します。「糖類0」と表記されたものには糖類以外の糖質[※1]が含まれている場合がほとんど。「無糖」の場合も同様です。そのため、食品を選ぶ際は「糖質オフ」「糖質0[※2]」と表記されたものを購入するようにしましょう。

※1　多糖類＝でんぷん、オリゴ糖、デキストリンなど
糖アルコール＝キシリトール、エリスリトール、ソルビトールなど
合成・天然甘味料＝アスパルテーム、アセスルファムK、ステビアなど

※2　栄養表示基準に基づき、100mℓあたり糖質0.5g未満は「糖質0（ゼロ）」と表記されます。

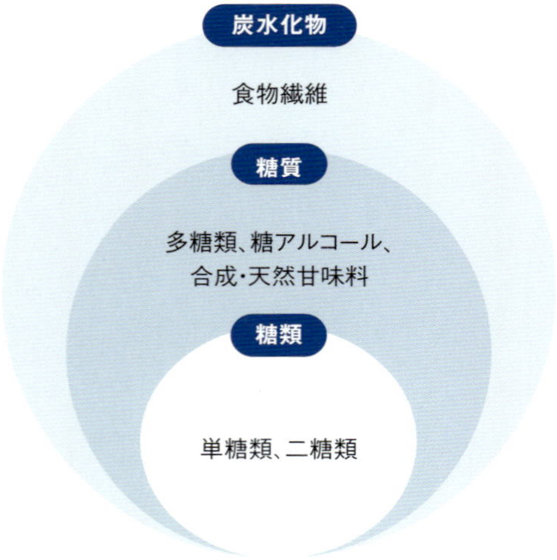

Q 人工甘味料は体に悪いのですか?

A 人工甘味料には「合成甘味料」と「糖アルコール」があり、これらは少量でも砂糖以上の甘味を感じることができるため、カロリーオフ食品などによく使われています。しかし、このうち合成甘味料には、血糖値は上げないのにインスリンを追加分泌させるものや、メタボリックシンドロームを引き起こす可能性のあるもの、そして発がん性が疑われているものなどがあります。健康被害については断言できないものもありますが、これらを含む食品は避けるようにしましょう。一方、糖アルコールは血糖値を上げにくく、天然にも存在する甘味料なので体への危険性は確認されていません。ただし、過剰摂取は鼓腸や下痢の原因にもなるので注意が必要です。

Chapter 5

栄養をプラスする!

スープ＆ドリンクレシピ

手軽に栄養をチャージできる、スープとドリンクのレシピを紹介します。様々な食材をバランス良く食べられるスープは、小腹が空いた時にぴったり。また、糖質量の低い野菜と果物を使ったドリンクは、忙しい朝やちょっとした水分補給に活躍します。糖質制限中はミネラルが不足しやすいので、水分は積極的に摂りましょう。

Ketogenic Diet

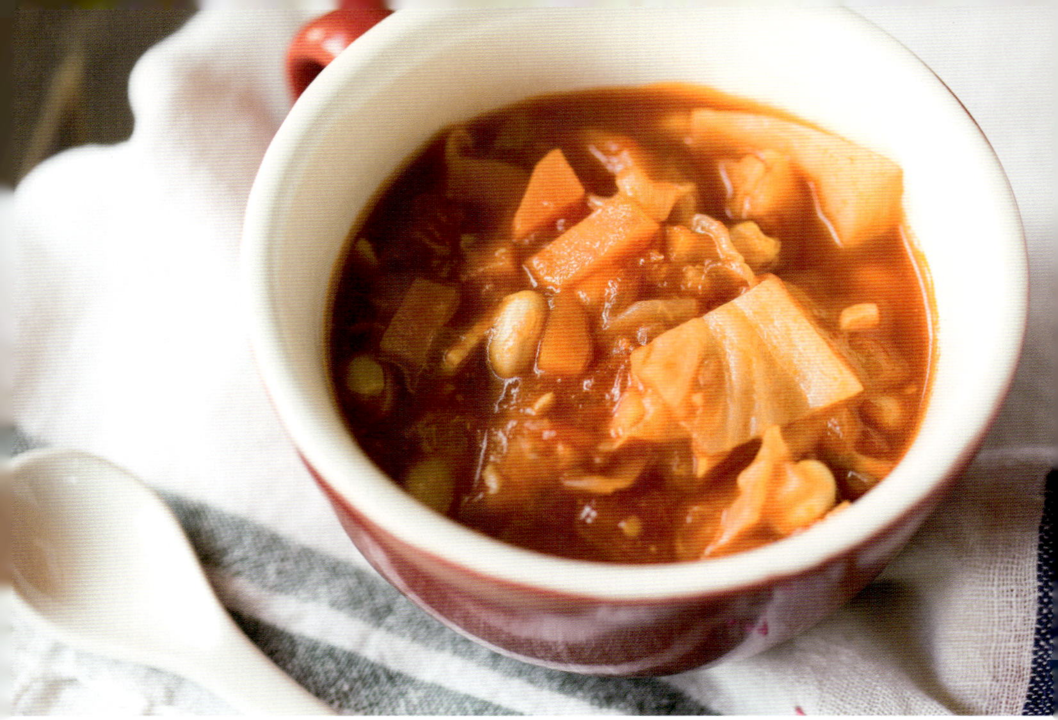

じゃがいもの代わりに大豆で満腹感アップ!

大豆入りミネストローネ

1人分 **糖質 12.8g** **タンパク質 7g** **食物繊維 5.9g** 197kcal

材料4人分

オリーブオイル…大さじ2
にんにく(粗みじん切り)…1かけ分
ベーコン(1cm幅に切る)…2枚分
玉ねぎ(粗みじん切り)…½個分
にんじん(5cm角に切る)…1本分
大豆(水煮)…1袋(100g)
キャベツ(ザク切り)…¼個分
ホールトマト…1缶(400g)
水…800cc
コンソメ(顆粒)…大さじ2
塩、コショウ…少々

作り方

1 鍋にオリーブオイル、にんにくを熱し、香りが出てきたらベーコン、玉ねぎを加えて炒める。
2 玉ねぎが透き通ってきたら、にんじん、大豆、キャベツを加えて炒める。
3 2に手でつぶしたホールトマト、水、コンソメを加え、煮立ったら中〜弱火で煮込む。野菜が柔らかくなったら、塩、コショウで味をととのえる。

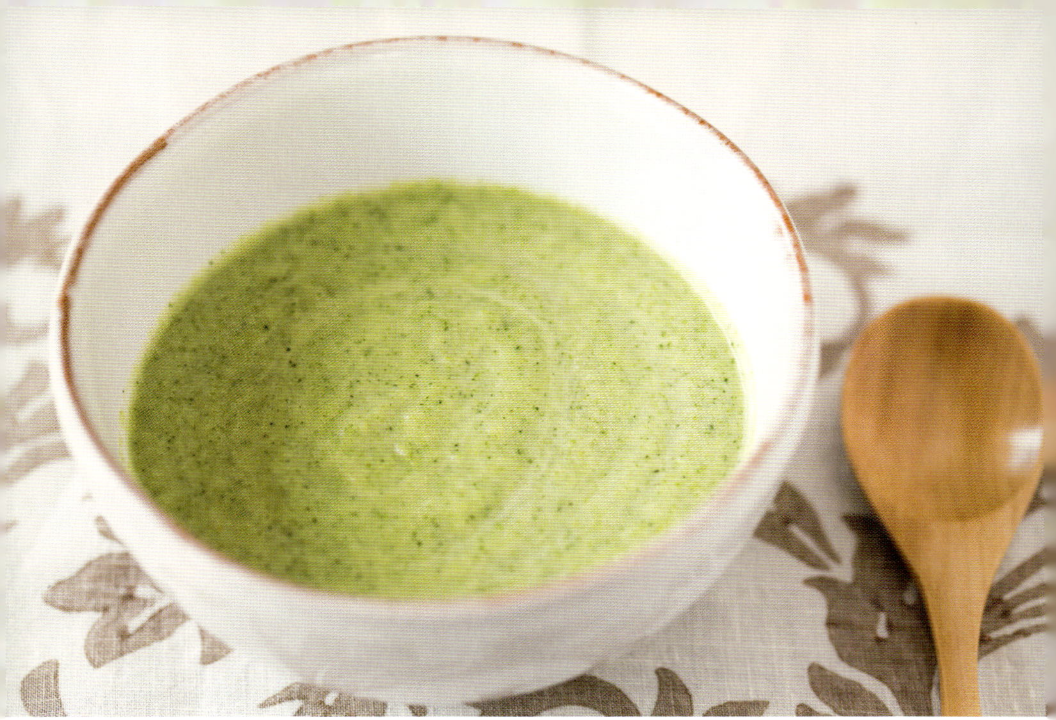

豆乳を使い、タンパク質をプラス!

ブロッコリーと豆乳のポタージュ

1人分 **糖質 10.4g** タンパク質 6.8g 食物繊維 3.9g 155kcal

材料2人分

ブロッコリー…1束
バター…大さじ1
にんにく(つぶす)…1かけ
玉ねぎ(薄切り)…½個分
水…200cc
豆乳…200cc
コンソメ(顆粒)…小さじ2
塩、コショウ…少々

作り方

1 ブロッコリーを小分けにする。
2 鍋にバターとにんにくを熱し、香りが出てきたら1、玉ねぎを加えてさらに炒める。
3 2に水を加えて煮込む。野菜が柔らかくなったら火を止めて冷まし、ミキサーにかける。
4 鍋に3を戻し、豆乳、コンソメを加えて中火にかけ、塩、コショウで味をととのえる。

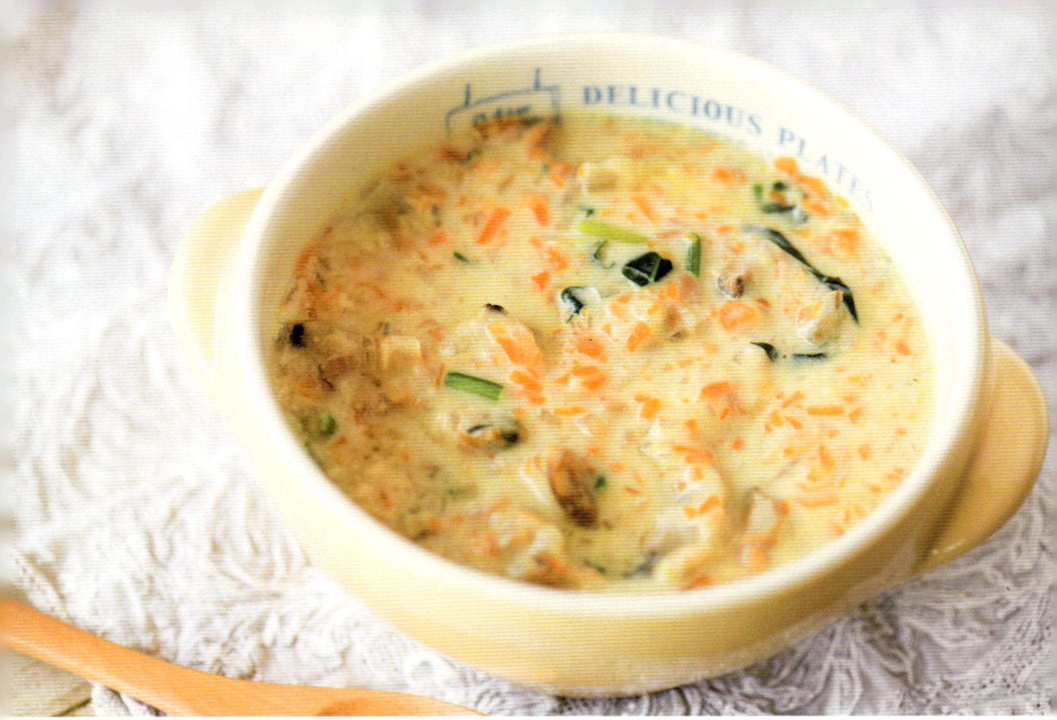

朝食に、夜食に役立つ、具だくさんスープ

クラムチャウダー

1人分 **糖質 13.6g** **タンパク質 13.4g** **食物繊維 2.8g** 258kcal

材料2人分

バター(食塩不使用)…大さじ1
ベーコン(粗みじん切り)…2枚分
玉ねぎ(粗みじん切り)…½個分
にんじん(粗みじん切り)…½本分
ほうれん草(1㎝幅に切る)…¼束分
あさりのむき身(缶詰など)…100g
豆乳…400cc
コンソメ(顆粒)…小さじ2
塩、コショウ…少々

作り方

1 鍋にバターを熱し、ベーコン、玉ねぎ、にんじん、ほうれん草を入れて炒める。

2 あさりのむき身とひたひたの水(分量外)を加え、野菜が柔らかくなるまで煮る。

3 豆乳とコンソメを加え、塩、コショウで味をととのえる。

あっさりとしたやさしい味

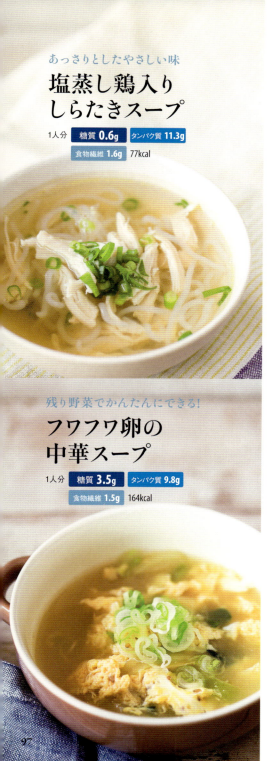

塩蒸し鶏入り しらたきスープ

1人分　糖質 0.6g　タンパク質 11.3g　食物繊維 1.6g　77kcal

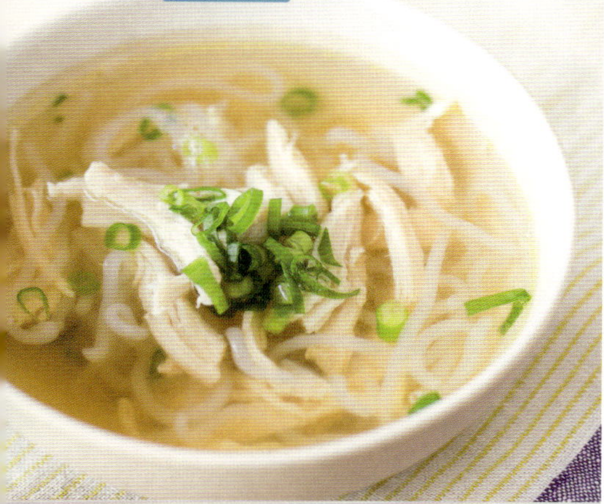

材料2人分

塩蒸し鶏（作り方はP75参照）…½枚
しらたき…100g
水…500cc
中華だし（顆粒）…小さじ2
塩、コショウ…少々
小ねぎ（小口切り）…適量

作り方

1　塩蒸し鶏は手でほぐし、しらたきは食べやすい長さに切る。
2　鍋に水、1の塩蒸し鶏、しらたきを入れて中火にかける。
3　2に中華だしを加え、塩、コショウで味をととのえる。
4　器に注ぎ、小ねぎをちらす。

残り野菜でかんたんにできる！

フワフワ卵の 中華スープ

1人分　糖質 3.5g　タンパク質 9.8g　食物繊維 1.5g　164kcal

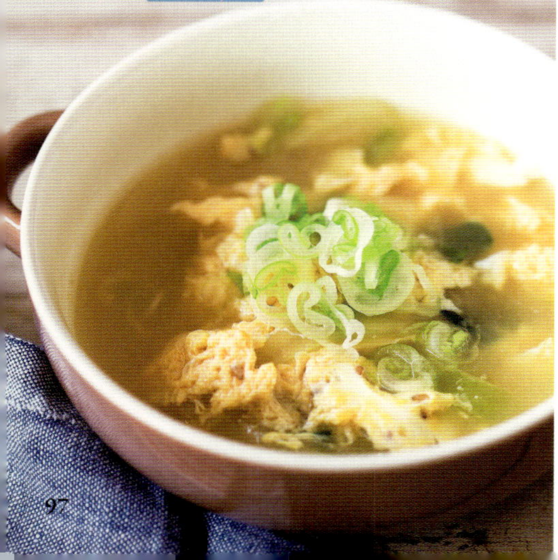

材料2人分

白菜（短冊切り）…2枚分
ちんげん菜（短冊切り）…1株分
水…600cc
中華だし（顆粒）…大さじ1
ごま油…小さじ2
煎りごま…小さじ1
塩、コショウ…少々
溶き卵…2個分
ねぎ（小口切り）…適量

作り方

1　鍋に白菜、ちんげん菜、水、中華だしを入れて中火にかける。野菜が柔らかくなったらごま油、煎りごまを加え、塩、コショウで味をととのえる。
2　1に溶き卵を回し入れ、蓋をして火を止め、そのまま2分蒸らす。
3　器に注ぎ、ねぎをちらす。

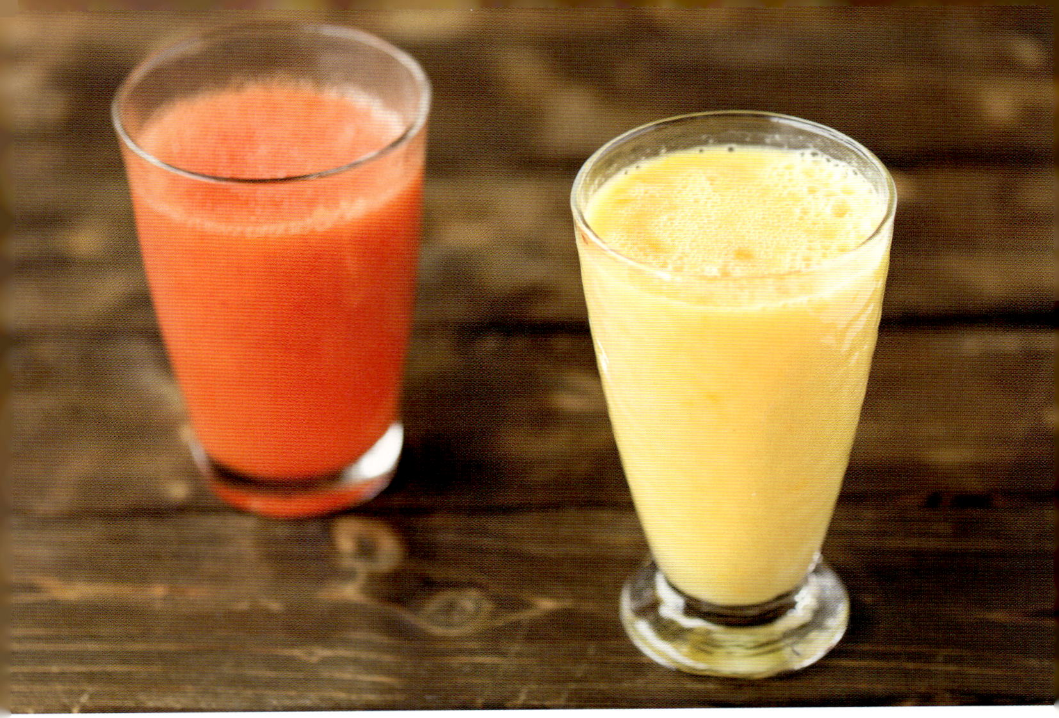

豊富な食物繊維で腸内美人に!
コレステロールの排出も促進

レッドスムージー

糖質 18.9g　タンパク質 0.8g
食物繊維 2.4g　80kcal

材料1杯分

パプリカ（赤）…50g
リンゴ…½個
レモン汁…1個分
氷（キューブ）…5個
水…200cc

作り方

すべての材料をミキサーに入れ、
なめらかにする。

ビタミンCとカリウムたっぷり
余分な水分を排出してむくみ解消

イエロースムージー

糖質 1.8g　タンパク質 8.1g
食物繊維 1.6g　145kcal

材料1杯分

パプリカ（黄）…50g
バナナ…1本
氷（キューブ）…5個
豆乳…200cc

作り方

すべての材料をミキサーに入れ、
なめらかにする。

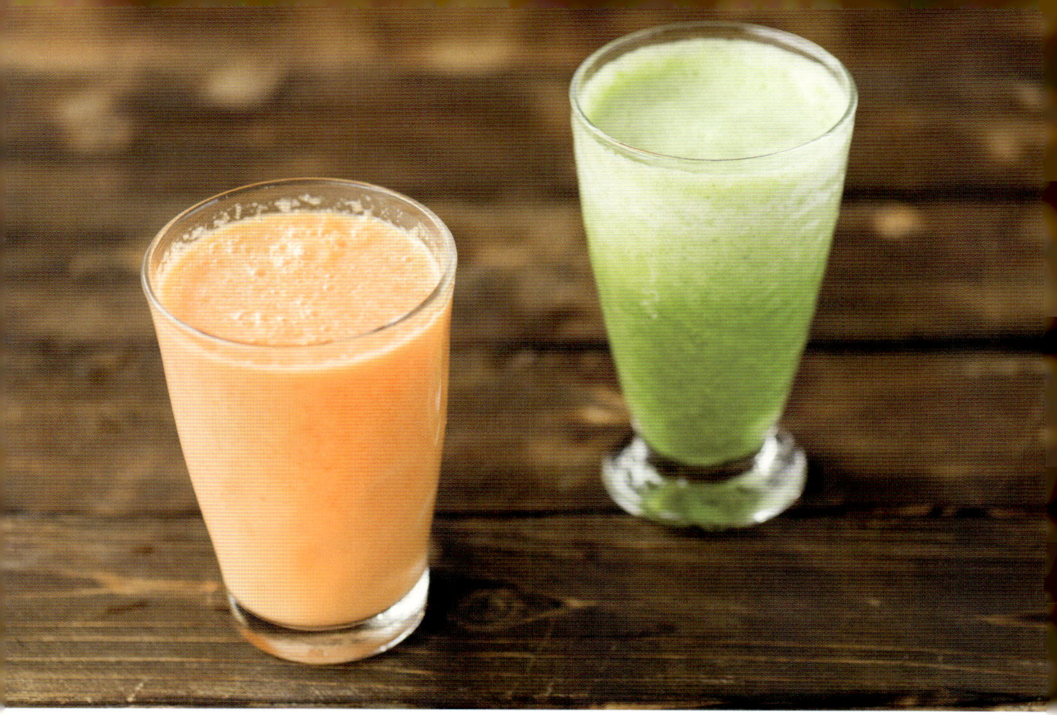

スムージー

抗酸化作用で美肌をキープ
アンチエイジングに最適な1杯

オレンジスムージー

糖質 15.9g　タンパク質 4.8g
食物繊維 2.1g　115kcal

材料1杯分

にんじん…50g
オレンジ…1個
ヨーグルト…100g
氷（キューブ）…5個
水…100cc

作り方

すべての材料をミキサーに入れ、
なめらかにする。

鉄分、クエン酸、ビタミンCが
疲労回復のサポートに

グリーンスムージー

糖質 14.3g　タンパク質 1.5g
食物繊維 2.5g　65kcal

材料1杯分

小松菜…50g
パイナップル…100g
レモン汁…1個分
氷（キューブ）…5個
水…200cc

作り方

すべての材料をミキサーに入れ、
なめらかにする。

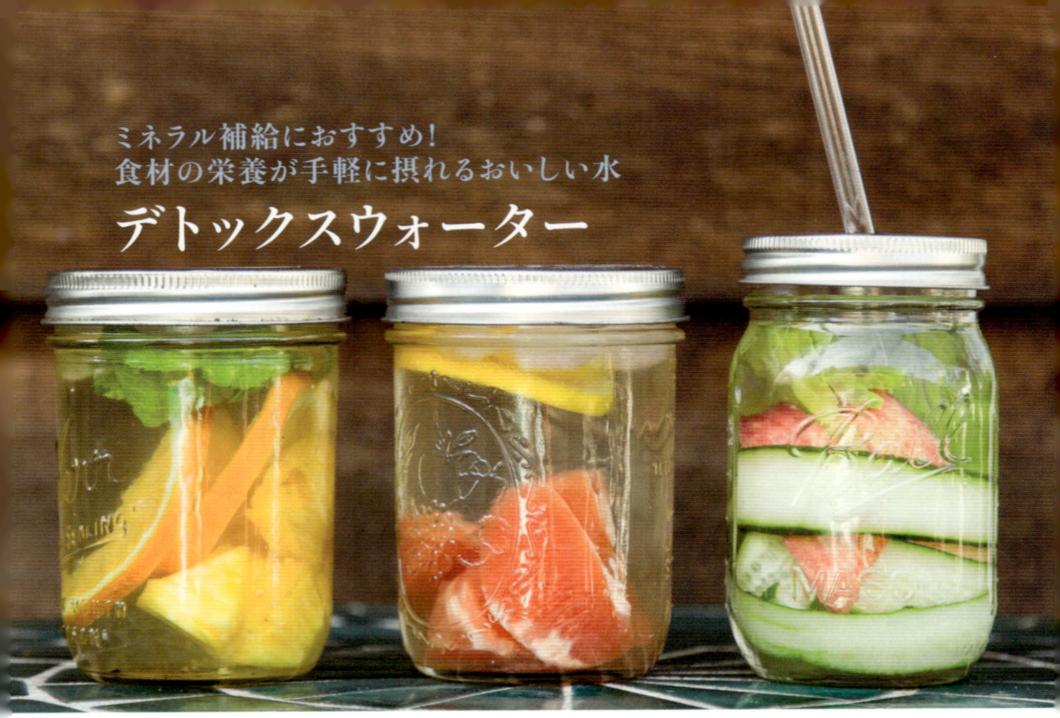

ミネラル補給におすすめ！
食材の栄養が手軽に摂れるおいしい水

デトックスウォーター

パイナップル、オレンジ、ミント

糖質 9.5g　タンパク質 0.6g
食物繊維 1.1g　42kcal

材料1杯分

パイナップル
（皮をむいて乱切り）…$\frac{1}{10}$個分
オレンジ（輪切り）…$\frac{1}{4}$個分
ミントの葉…2枚
氷（キューブ）…5個
水…350cc

作り方

1 ジャーなどにパイナップル、オレンジ、ミントを入れる。食材を覆うように氷を入れ、水を注ぐ。
2 2時間〜一晩おく。

グレープフルーツ、レモン

糖質 12.2g　タンパク質 1.2g
食物繊維 1.9g　58kcal

材料1杯分

グレープフルーツ
（皮をむいてくし形切り）
…$\frac{1}{2}$個分
レモン（輪切り）…$\frac{1}{4}$個分
氷（キューブ）…5個
水…350cc

作り方

1 ジャーなどにグレープフルーツ、レモンを入れる。食材を覆うように氷を入れ、水を注ぐ。
2 2時間〜一晩おく。

セロリ、きゅうり、リンゴ

糖質 4.3g　タンパク質 0.3g
食物繊維 0.6g　19kcal

材料1杯分

セロリ（葉）…1本
きゅうり（ピーラーで切る）
…$\frac{1}{8}$本分
リンゴ（くし形切り）…$\frac{1}{6}$個分
氷（キューブ）…5個
水…350cc

作り方

1 ジャーなどにセロリ、きゅうり、リンゴを入れる。食材を覆うように氷を入れ、水を注ぐ。
2 2時間〜一晩おく。

Q 糖の吸収を抑えるサプリメントは活用しても大丈夫ですか?

A 糖質を制限することがケトジェニックダイエットの基本ではありますが、そのサポートとしてサプリメントを活用することは問題ありません。最近では、食後の血糖値上昇抑制効果があるとして、サラシアという成分が注目されています。サラシア由来サラシノールを主成分とするサプリメントや、サラシアエキスを含んだお茶などが販売されています。

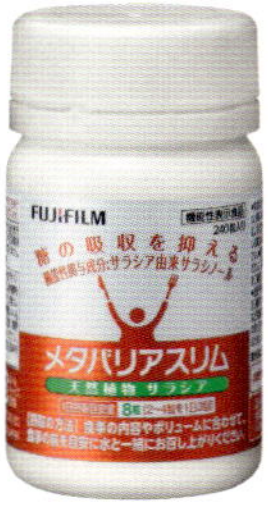

富士フイルム　メタバリアスリム
サラシア由来サラシノールの他に、食物繊維やケルセチン配糖体などの健康成分もマルチに配合。

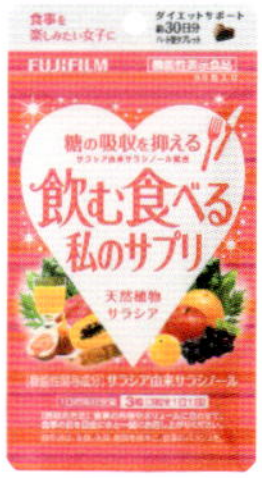

富士フイルム　飲む食べる私のサプリ
サラシア由来サラシノールに加え、野菜果物酵素、緑茶カテキンを配合。飲みやすい小粒タイプ。

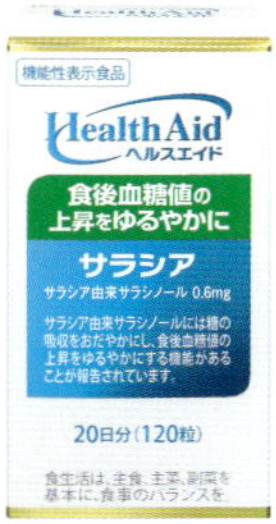

森下仁丹　ヘルスエイド(R)サラシア
長年研究を重ねてきたサラシア由来サラシノールで糖の吸収を穏やかに。甘いものがお好きな方に。

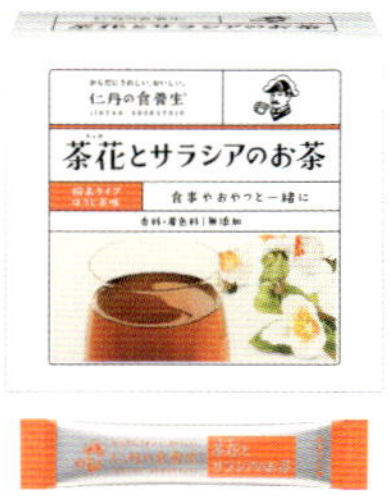

森下仁丹　茶花とサラシアのお茶
お茶の花とサラシアエキスを配合したほうじ茶風味の健康茶。水やお湯に溶かすだけで楽しめます。

COLUMN 7

Q&A 4

ケトジェニックダイエットでよくある質問にお答えします。

ケトジェニックダイエットのルールに従い、OK・NGの食材をふり分けました。

NG（できるだけ避ける） 100gあたりの糖質量が10g以上	
ごはん・パン・麺類	ごはん、パン、麺類
肉・魚・大豆・卵のおかず	ハンバーグ、焼き肉（タレ）、すき焼き、ビーフシチュー、ビーフストロガノフ、回鍋肉、オイスターソース炒め、豚の角煮、酢豚、豚汁、とんかつ、ピーマンの肉詰め、ミートボール、コロッケ、メンチカツ、焼き鳥（タレ）、もつ煮、煮魚、焼き魚の甘酢あんかけ、南蛮漬け、フライ、天ぷら、揚げ出し豆腐、肉豆腐、いも煮、肉じゃが、カレー、グラタン、クリームシチュー、クリーム煮、ギョーザ、シューマイ、魚肉ソーセージ、さつま揚げ、かまぼこ、ちくわ、つくね、はんぺんなど
果物	いちじく、かき、キウイフルーツ、さくらんぼ（国産）、ざくろ、西洋なし、なし、ネーブル、パイナップル、バナナ、ぶどう、プルーン、マンゴー、みかん、ライチ、リンゴなど
野菜のおかず	甘い味つけの煮物、甘酢和え、いんげん豆・金時豆・ひよこ豆の煮物やスープ、梅干し、かぼちゃサラダ、かぼちゃの煮物、コーンスープ、五目豆など（甘く煮つけた大豆）、根菜の煮物、とろろ昆布、とろろ汁、長いも短冊、にんじんのグラッセ、バターコーン、パンプキンスープ、ふかしいも、フライドポテト、ふろふき大根（甘味噌）、ポタージュスープ、ポテトサラダ、ゆでそら豆、れんこん・ごぼうのきんぴらなど
間食	甘いお菓子類全般（和菓子、洋菓子ともに）、甘いヨーグルト、甘栗、飴、ガム、ビスケット、せんべい、わらびもち、ドライフルーツ、フルーツゼリー、こんにゃくゼリー（甘いもの）、くずきり、アーモンド（フライ、味つけ）、カシューナッツ、バターピーナッツ、落花生など
清涼飲料水	甘い清涼飲料水、アミノ酸飲料、果物のジュース（糖質が添加されているもの）、人工甘味料入りの甘いドリンク、スポーツドリンクなど
アルコール	甘口ワイン、梅酒、カクテルなどの甘いアルコール、ビール、発泡酒、酎ハイ、紹興酒、日本酒など
調味料	甘味噌、たまりしょうゆ、みりん、酒かす、ケチャップ、ウスター・中濃・濃厚ソース、顆粒風味調味料、固形コンソメ、カレールウ、トマトペースト、ノンオイル和風ドレッシングなど

ケトジェニックダイエットのOK食材＆NG食材

食べてOK 100gあたりの糖質量が10g未満	
ごはん・パン・麺類	重湯（精白米）、寒天入りの麺、五分米（精白米）、こんにゃく米、低糖質（100g中10g未満）のもの
肉・魚・大豆・卵のおかず	ステーキ、ソテー、焼き肉（塩）、水炊き・しゃぶしゃぶ類（タレはポン酢）、ローストビーフ、レバニラ炒め、オーブン焼き、ホイル焼き、素揚げ類、焼き鳥（塩）、焼き魚、ムニエル、刺身、酒蒸し、かば焼き、納豆、冷奴、湯豆腐、豆腐生揚げ、生湯葉、豆腐ステーキ、テンペ、ゆで卵、温泉卵、ポーチドエッグ、卵とじ、厚焼き卵、茶碗蒸し、オムレツ、カニ玉、ゴーヤチャンプルー、玉子豆腐など
果物	アボカド、あんず、いちご、オレンジ、かぼす、グレープフルーツ、すいか、すだち、夏みかん、パパイア、びわ、ブルーベリー、メロン、もも、柚子、レモンなど
野菜のおかず ※根菜以外	青菜のおひたし、アボカドサラダ、網焼き、枝豆、おろし和え、温野菜（根菜以外）、カポナータ、きのこのガーリックソテー、きのこのホイル焼き、ごま和え、こんにゃくの炒め煮、サラダ（甘くないドレッシング）、しらたきのきんぴら、白和え、スープ煮、スティック野菜、納豆、ナムル、煮びたし、バーニャカウダ、ピクルス、マリネ、味噌汁、めかぶ、もずく、もろきゅう、焼きなす、焼き野菜、野菜炒め、野菜のスープ、わかめの酢の物など
間食	チーズ（少量）、くるみ、ヘーゼルナッツ、マカダミアナッツ、ローストアーモンド、大豆バー（甘くないもの）、おしゃぶり昆布、ところてん（酢じょうゆ）、ブラックチョコレート、プレーンヨーグルトなど
清涼飲料水	ミネラルウォーター、緑茶、ウーロン茶、麦茶、野菜ジュース、無調整豆乳、ココナッツウォーター・ミルクなど
アルコール ※適量以上は控える	辛口ワイン、ウイスキー、ウォッカ、ジン、ブランデー、ラム、焼酎（ホワイトリカー・本格焼酎）など
調味料	穀物酢、米酢、ぶどう酢、りんご酢、バルサミコ酢、サウザンアイランドドレッシング、フレンチドレッシング、マヨネーズ（全卵・卵黄型）、豆板醤、トマトピューレ、めんつゆ（ストレート）など

食材の糖質量一覧

参考：文部科学省『日本食品標準成分表2015年版（七訂）』

このリストを参考に、1食あたりの糖質量は20～40g以下に抑えましょう。

食品名	常用量 (g)	糖質量 (g)	エネルギー (kcal)	目安	100gあたりの糖質量	備考
パン・麺						
食パン	60	29.46	158.4	6枚切1枚	49.1	
フランスパン	30	19.17	83.7	1切れ	63.9	
ロールパン	30	14.91	94.8	1個	49.7	
うどん（ゆで）	250	53.5	262.5	1玉	21.4	きしめん、ひもかわを含む
そうめん・ひやむぎ（ゆで）	100	25.6	127	1人分	25.6	
中華めん（ゆで）	200	55.4	298	1玉	27.7	
スパゲッティ（乾）	100	73.5	379	1人分	73.5	
そば（乾）	100	72.4	344	1人分	72.4	原材料配合割合：小麦粉65、そば粉35
米・ごはん						
ごはん・玄米	150	52.65	247.5	1膳	35.1	うるち米／玄米47g相当量を含む
ごはん・精白米（うるち米）	150	57.15	252	1膳	38.1	うるち米／精白米47g相当量を含む
全粥・精白米	150	24.3	106.5	1膳	16.2	うるち米／5倍粥／精白米20g相当量を含む
おにぎり	100	39.7	179	1個	39.7	塩むすび（のり、具材なし）／食塩0.5gを含む
いも・でんぷん類						
こんにゃく	50	0.05	2.5	おでん1食分	0.1	突きこんにゃく、玉こんにゃくを含む エネルギー：暫定値
さつまいも（生）塊根、皮むき	50	15.45	67	1人分	30.9	廃棄：表層及び両端（表皮の割合：2%）
さといも（生）球茎	50	5.6	29	中1個	11.2	廃棄：表層
やまいも（生）塊根	50	12.85	60.5	1人分	25.7	廃棄：表層及びひげ根
はるさめ（ゆで）	10	1.97	8	つけ合わせ1食分	19.7	
豆・大豆製品						
青えんどう（ゆで）	50	9.4	74	つけ合わせ1食分	18.8	
国産 黄大豆（ゆで）	50	0.8	88	つけ合わせ1食分	1.6	
木綿豆腐	135	0.945	97.2	½丁	0.7	
絹ごし豆腐	135	1.215	75.6	½丁	0.9	
油揚げ（生）	30	0.15	123	1枚	0.5	

食品名	常用量(g)	糖質量(g)	エネルギー(kcal)	目安	100gあたりの糖質量	備考
糸引き納豆	50	0.15	100	1パック	0.3	ビタミンK:メナキノン-7を含む
おから(生)	40	0.24	44.4	1人分	0.6	
豆乳 調製豆乳	200	3.8	128	コップ1杯	1.9	
種実類						
アーモンド(フライ・味付)	50	2.75	303	35粒	5.5	
カシューナッツ(フライ・味付)	50	9.3	288	20粒	18.6	
中国栗 甘栗	100	43.9	222	10粒	43.9	
くるみ(煎り)	10	0.28	67.4	1個	2.8	廃棄率:殻つきの場合55%
ごま(乾)	5	0.05	28.9	小1	1.0	
ごま(煎り)	5	0.04	29.95	小1	0.8	
落花生(煎り) 大粒種	40	4.4	234	30粒	11.0	
バターピーナッツ	40	3.6	236.8	40粒	9.0	
野菜類						
アスパラガス(生)若茎	30	0.63	6.6	1本	2.1	
枝豆(生)	50	2.35	67.5	つけ合わせ 1食分	4.7	廃棄:さや/ 廃棄率:茎つきの場合60%
オクラ 果実(生)	20	0.38	6	2本	1.9	廃棄:へた
かぶ(生)根、皮つき	50	1.5	10	小1個	3.0	
日本かぼちゃ(生)果実	50	4.15	24.5	つけ合わせ 1食分	8.3	
カリフラワー(生)花序	80	2.56	21.6	サラダ1食分	3.2	
キャベツ(生)結球葉	50	1.75	11.5	中葉1枚	3.5	
きゅうり(生)果実	50	1	7	½本	2.0	廃棄:両端
ごぼう(生)根	60	0.66	39	⅓本	1.1	廃棄:皮、葉柄基部及び先端
小松菜(生)葉	80	0.24	11.2	つけ合わせ 1食分	0.3	廃棄:株元
しょうが(生)根茎	20	0.84	6	1本	4.2	廃棄:皮
ズッキーニ(生)果実	100	1.5	14	½本	1.5	廃棄:両端
セロリ(生)葉柄	50	0.7	7.5	½本	1.4	廃棄:株元、葉身及び表皮
大根(生)根、皮つき	100	2.7	18	つけ合わせ 1食分	2.7	廃棄:根端及び葉柄基部
玉ねぎ(生)りん茎	100	7	37	つけ合わせ 1食分	7.0	廃棄:皮(保護葉)、底盤部及び頭部

食品名	常用量(g)	糖質量(g)	エネルギー(kcal)	目安	100gあたりの糖質量	備考
とうもろこし(生)未熟種子	100	12.5	92	½本	12.5	廃棄:包葉、めしべ及び穂軸
トマト(生)果実	150	4.65	28.5	中1個	3.1	廃棄:へた
なす(生)果実	80	2.08	17.6	つけ合わせ1食分	2.6	廃棄:へた
にんじん(生)根、皮つき	30	1.77	11.7	つけ合わせ1食分	5.9	廃棄:根端及び葉柄基部
にんにく(生)りん茎	7	0.077	9.52	1かけ	1.1	廃棄:茎、りん皮及び根盤部
長ねぎ(生)葉、軟白	50	1.8	17	つけ合わせ1食分	3.6	廃棄:株元及び緑葉部
白菜(生)結球葉	100	2	14	中葉1枚	2.0	廃棄:株元
ピーマン(生)果実	25	0.575	5.5	1個	2.3	廃棄:へた、しん及び種子
ブロッコリー(生)花序	50	0.75	16.5	つけ合わせ1食分	1.5	廃棄:茎葉
ほうれん草(生)葉、通年平均	50	0.15	10	つけ合わせ1食分	0.3	廃棄:株元
もやし(生)	50	0.3	18.5	つけ合わせ1食分	0.6	廃棄:種皮及び損傷部
レタス(生)土耕栽培、結球葉	20	0.34	2.4	つけ合わせ1食分	1.7	廃棄:株元
れんこん(生)根茎	30	4.26	19.8	つけ合わせ1食分	14.2	廃棄:節部及び皮
果物類						
アボカド(生)	80	0.64	149.6	½個	0.8	廃棄:果皮及び種子
いちご(生)	80	4.88	27.2	5粒	6.1	廃棄:へた及び果梗
かき(生)甘がき	100	13.3	60	½個	13.3	廃棄:果皮、種子及びへた
うんしゅうみかん(生)砂じょう、普通	100	9.8	45	1個	9.8	廃棄:果皮及びじょうのう膜
グレープフルーツ(生)白肉種、砂じょう	150	11.25	57	½個	7.5	廃棄:果皮、じょうのう膜及び種子
レモン(生)全果	60	1.56	32.4	½個	2.6	廃棄:種子及びへた
キウイフルーツ(生)緑肉種	100	9.8	53	1個	9.8	廃棄:果皮及び両端
さくらんぼ(生)国産	60	8.4	36	10粒	14	廃棄:核及び果柄
すいか(生)赤肉種	200	15.2	74	1/16個	7.6	廃棄:果皮及び種子/廃棄率:小玉種の場合50%
なし(生)国産	100	8.3	43	½個	8.3	廃棄:果皮及び果しん部
パイナップル(生)	180	20.34	91.8	⅙個	11.3	廃棄:はく皮及び果しん部

食品名	常用量(g)	糖質量(g)	エネルギー(kcal)	目安	100gあたりの糖質量	備考
バナナ(生)	100	19.4	86	1本	19.4	廃棄:果皮及び果柄
ぶどう(生)	50	7.2	29.5	½房	14.4	廃棄:果皮及び種子／ 廃棄率: 大粒種の場合20%
メロン(生)露地メロン、緑肉種	100	9.5	42	¼個	9.5	廃棄:果皮及び種子
もも(生)	170	14.28	68	1個	8.4	廃棄:果皮及び核
リンゴ(生)皮むき	100	12.4	57	½個	12.4	廃棄:果皮及び果しん部
きのこ類						
えのきたけ(生)	20	0.2	4.4	汁物1杯分	1.0	廃棄:石づき／ エネルギー:暫定値
しいたけ(生)菌床栽培	14	0.084	2.66	1本	0.6	廃棄:柄全体／廃棄率: 石づきのみを除いた場合5% エネルギー:暫定値
しいたけ(乾)	3	0.354	5.46	1本	11.8	どんこ、こうしんを含む 廃棄:柄全体／ エネルギー:暫定値
ぶなしめじ(生)	20	0.26	3.6	汁物1杯分	1.3	廃棄:石づき／ エネルギー:暫定値
なめこ(生)	20	0.48	3	汁物1杯分	2.4	石づきを除いたもの／ エネルギー:暫定値
エリンギ(生)	20	0.6	3.8	1本	3.0	廃棄:石づき／エネルギー:暫定値
まいたけ(生)	20	0.06	3	汁物1杯分	0.3	廃棄:石づき／エネルギー:暫定値
マッシュルーム(生)	15	0.015	1.65	1個	0.1	廃棄:石づき／エネルギー:暫定値
まつたけ(生)	30	1.05	6.9	中1本	3.5	廃棄:石づき／エネルギー:暫定値
海藻類						
ひじき(乾)干しひじき、ステンレス釜	10	0.04	14.9	つけ合わせ1食分	0.4	ステンレス釜で煮熟後乾燥したもの エネルギー:暫定値
わかめ(生)原藻	20	0.4	3.2	つけ合わせ1食分	2	石づきを除いたもの／ 廃棄:茎、中肋及びめかぶ エネルギー:暫定値
わかめ カットわかめ	2	0	2.76	つけ合わせ1食分	0	エネルギー:暫定値
魚介類・加工食品						
真アジ(生)開き干し	65	0.065	109.2	1枚	0.1	廃棄:頭部、骨、ひれなど
うなぎ かば焼き	60	1.86	175.8	2切れ	3.1	
かつお(生)春獲り	60	0.06	68.4	刺身5切れ	0.1	廃棄:頭部、内臓、骨、 ひれなど(三枚おろし)
しろさけ 塩ざけ	100	0.1	199	1切れ	0.1	切り身

食品名	常用量(g)	糖質量(g)	エネルギー(kcal)	目安	100gあたりの糖質量	備考
サンマ(生)皮つき	85	0.085	252.45	1尾	0.1	廃棄:頭部、内臓、骨、ひれなど(三枚おろし)
黒マグロ(生)赤身	60	0.06	75	刺身5切れ	0.1	切り身(皮なし)
カキ(生)養殖	15	0.705	9		4.7	廃棄:貝殻
しじみ(生)生	30	1.35	19.2	汁物1杯分	4.5	廃棄:貝殻
肉類・加工食品						
牛サーロイン(生)赤肉	100	0.4	317		0.4	皮下脂肪及び筋間脂肪を除いたもの
牛ヒレ(生)赤肉	100	0.3	223		0.3	
牛舌(生)	50	0.1	178		0.2	
ローストビーフ	50	0.45	98	2〜3枚	0.9	ビタミンC:酸化防止用として添加品あり
豚ロース(生)赤肉	100	0.3	150		0.3	皮下脂肪及び筋間脂肪を除いたもの
豚ヒレ(生)赤肉	100	0.3	130		0.3	
ベーコン	20	0.06	81	1切れ	0.3	バラを原料とするもの/ビタミンC: 添加品を含む
ウインナーソーセージ	20	0.6	64.2	1本	3.0	ビタミンC:添加品を含む
焼き豚	30	1.53	51.6	3枚	5.1	ビタミンC:添加品を含む
鶏もも(生)皮つき	100	0	204		0	皮及び皮下脂肪:21.2%
ささみ(生)	100	0	105		0	廃棄:すじ
鶏卵(生)全卵	50	0.15	75.5	1個	0.3	廃棄:付着卵白を含む卵殻/卵黄:卵白=31:69
乳製品						
生乳 ジャージー種	200	9.4	160	コップ1杯	4.7	未殺菌のもの(100g:96.9cc、100cc103.2g)
加工乳 低脂肪	200	10.2	92	コップ1杯	5.1	(100g:96.4cc、100cc103.7g)
クリーム 乳脂肪	100	2.7	433	½パック	2.7	
クリーム 植物性脂肪	100	3.1	392		3.1	
ヨーグルト 全脂無糖	100	3.9	62	1食分	3.9	
ナチュラルチーズ パルメザン	10	0.19	47.5		1.9	粉末状
アルコール類						
日本酒 普通酒	180	4.5	196.2	1合	2.5	(100g:100.1cc、100cc99.9g)/アルコール:15.4%
ビール 淡色	353	10.943	141.2	1缶	3.1	(100g:99.2cc、100cc100.8g)/アルコール:4.6%

食品名	常用量(g)	糖質量(g)	エネルギー(kcal)	目安	100gあたりの糖質量	備考
発泡酒	353	12.708	158.85	1缶	3.6	(100g:99.1cc、100cc100.9g) ／アルコール:5.3%
ワイン 白	100	1.1	73	ワイングラス1杯	1.1	(100g:100.2cc、100cc99.8g) ／アルコール:11.4%
ワイン 赤	100	0.2	73	ワイングラス1杯	0.2	(100g:100.4cc、100cc99.6g) ／アルコール:11.6%
焼酎 連続式蒸留焼酎	180	0	370.8	1合	0	(100g:104.4cc、100cc95.8g) ／アルコール:35.0%
焼酎 単式蒸留焼酎	180	0	262.8	1合	0	(100g:103.1cc、100cc:97.0g) ／アルコール:25.0%
ウイスキー	30	0	71.1	1杯	0	(100g:105.0cc、100cc:95.2g) ／アルコール:40.0%
ブランデー	30	0	71.1	1杯	0	(100g:105.0cc、100cc:95.2g) ／アルコール:40.0%
ウォッカ	30	0	72	1杯	0	(100g:105.3cc、100cc: 95.0g) ／アルコール:40.4%
ジン	30	0.03	85.2	1杯	0.1	(100g:106.4cc、100cc:94.0g) ／アルコール:47.4%
ラム	30	0.03	72	1杯	0.1	(100g:105.2cc、100cc:95.1g) ／アルコール:40.5%
調味料						
みりん 本みりん	5	1.34	12.05	小1	26.8	(100g:85.5cc、100cc:117.0g) ／アルコール:14.0%
ウスターソース	5	1.315	5.85	小1	26.3	
中濃ソース	5	1.49	6.6	小1	29.8	
濃厚ソース	5	1.495	6.6	小1	29.9	
濃口しょうゆ	5	0.08	3.55	小1	1.6	(100g:84.7cc、100cc:118.1g)
固形ブイヨン	5	2.09	11.75	1食分	41.8	顆粒状の製品を含む／固形だし
めんつゆ ストレート	100	8.7	44	1食分	8.7	液状だし
ポン酢しょうゆ	5	0.4	2.35	小1	8	
トマトケチャップ	5	1.215	5.95	小1	24.3	
和風ドレッシング	15	2.385	12.3	大1	15.9	ノンオイル
マヨネーズ 低カロリータイプ	15	0.405	42.3	大1	2.7	使用油:なたね油、大豆油、 とうもろこし油 カロテン:色素として添加品あり
米味噌 淡色辛味噌	15	1.785	28.8	大2	11.9	
カレールウ	25	10.25	128	1食分	41	

本書掲載商品に関するお問い合わせ先

アサヒビール株式会社
0120-011-121
HP　http://www.asahibeer.co.jp/

ABS株式会社
TEL　052-603-2172
HP　http://www.abskonnyaku.com/

株式会社オーガランド
TEL　0995-57-5031
HP　http://ogaland.co.jp/

株式会社紀文食品
0120-012-778
HP　http://www.kibun.co.jp/

株式会社日本機能性医学研究所
TEL　03-6427-7654
HP　http://www.mdfood.jp/

株式会社富士フイルム
ヘルスケア ラボラトリー
0120-221-181
HP　http://shop-healthcare.fujifilm.jp/supplement/

株式会社ミトク
0120-744-441
HP　http://www.31095.jp/

株式会社ヨコオデイリーフーズ
TEL　0274-70-4000
HP　http://www.yokoo-net.co.jp/

株式会社ローソン
0120-073963
HP　http://www.lawson.co.jp/

キユーピー株式会社
0120-14-1122
HP　http://www.kewpie.co.jp/

月桂冠株式会社
TEL　075-623-2040
HP　http://www.gekkeikan.co.jp/

サッポロビール株式会社
0120-207800
HP　http://www.sapporobeer.jp/

サラヤ株式会社
0120-40-3636
HP　http://www.saraya.com/

サン食品株式会社
TEL　052-603-2101
HP　http://www.e-konnyaku.com/

シマダヤ株式会社
0120-014-303
HP　http://www.shimadaya.co.jp/

バブルスター株式会社
TEL　046-211-9003
HP　http://bubblestar.jp/

ホッピービバレッジ株式会社
0120-5137-88
HP　http://www.hoppy-happy.com/

森下仁丹株式会社
0120-181-109
HP　http://www.181109.com/

※2016年6月現在の情報です。

ケトジェニックダイエットアドバイザーを目指しませんか？

ケトジェニックダイエットの知識を活かせる資格のご案内です。
食と医療の関係者、健康や美容に関心のある方はぜひチャレンジしてみてください。

ケトジェニックダイエットアドバイザーとは？

日本ファンクショナルダイエット協会が主催するケトジェニックダイエットアドバイザー講座を受講後、認定試験（ケト検®）に合格することで得られる資格です。医師発の最新予防医学に基づく食事方法が実践的に身につき、食から美容、健康、医療まで、社会の様々な分野で活動することができます。年齢や学歴は不問。詳しくは協会HPをご覧ください。

ケト検®に合格する3大メリット

- 痩身からアンチエイジング、糖尿病、がんを含む生活習慣病対策まで、協会が発信する最新医学に基づいた食事法に触れることができます。
- 協会認定の食品や製品、サービスを特別価格で優先的に購入することができます。
- シニアアドバイザーは、協会認定の講師として「ケトジェニックダイエットオープンセミナー」（略称「ケト検®オープン」）を開催することができます。

一般社団法人 日本ファンクショナルダイエット協会

当協会は、21世紀の栄養学に基づいた食事法（ファンクショナルダイエット）を研究し、普及するために設立されました。生活習慣病を防ぎ、天寿を全うするまで健康でいきいきとした毎日を送る方法を広め、食でニッポンを元気にすることを目的とします。設立は2013年、理事長は我が国の分子老化研究の第一人者・白澤卓二博士がつとめています。

〒113-0033　文京区本郷3-5-4　朝日中山ビル5F
TEL：03-3868-0977／FAX：03-6779-5494
協会HP　http://www.functionaldiet.org/

Japan Functional Diet Association

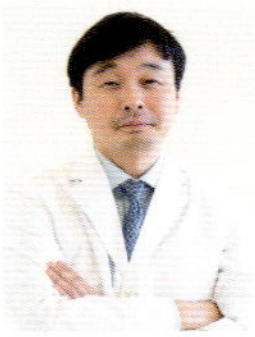

【監修】
斎藤糧三
（さいとう・りょうぞう）

医師。日本機能性医学研究所・所長。一般社団法人日本ファンクショナルダイエット協会・副理事長。ナグモクリニック東京・アンチエイジング外来医長。1998年に日本医科大学を卒業後、産婦人科医になる。その後、遅延型フードアレルギー検査をいち早く導入し、腸内環境の再生によってアレルギーなどの慢性疾患を根治に導く次世代型医療・機能性医学を日本に紹介し、日本人として初めての認定医となる。著書に『ケトジェニックダイエット』（講談社）、『腹いっぱい肉を食べて1週間5kg減！ケトジェニック・ダイエット』（ソフトバンク新書）、『慢性病を根本から治す「機能性医学」の考え方』（光文社新書）など多数。

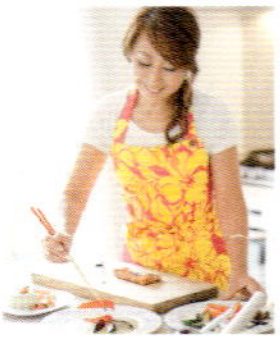

【料理】
藤沢セリカ
（ふじさわせりか）

アロハデリ、サウスポイント主宰。ハワイ・アイランド料理研究家。アンチエイジングアドバイザー。ハーブコーディネーター。パティシエ、フレンチのシェフのもとで経験を積んだあと、多国籍料理の魅力に開眼し、バリ島、タイ、カリフォルニア等の世界の様々なレストランで修業。ハワイ滞在を機に、本格的に料理研究家としての活動を開始した。著書に『ボケを遠ざける健康油 ココナッツオイルレシピ』『ココナッツミルクでボケを遠ざけ健康になるレシピ』（小社刊）、『おうちでハワイアンごはん60』（宝島社）など。

本書の内容に関するお問い合わせは、お手紙かメール（jitsuyou@kawade.co.jp）にて承ります。恐縮ですが、お電話でのお問い合わせはご遠慮くださいますようお願いいたします。

【STAFF】

撮影	篠田琢（SouthPoint）
デザイン	下舘洋子（ボトムグラフィック） 千葉克彦
イラスト	BIKKE
栄養計算	中村祐貴
スタイリング	SouthPoint
編集	成田すず江、保谷恵那、 鈴木昌洋（株式会社テンカウント）
編集アシスタント	松岡愛佳（株式会社テンカウント）

【写真協力】
shutterstock　http://www.shutterstock.com/

【参考文献】

『腹いっぱい肉を食べて1週間5kg減！ ケトジェニック・ダイエット』斎藤糧三・著（ソフトバンク新書）
『慢性病を根本から治す「機能性医学」の考え方』斎藤糧三・著（光文社新書）
『ケトジェニックダイエット』斎藤糧三・著（講談社）
『糖質オフと栄養の科学』斎藤糧三／大柳珠美・監修（新星出版社）

おいしく食べてみるみるやせる！
ケトジェニックダイエットレシピ

2016年7月20日　初版印刷
2016年7月30日　初版発行

監　　修　斎藤糧三
料　　理　藤沢セリカ
発 行 者　小野寺優
発 行 所　株式会社河出書房新社
〒151-0051
東京都渋谷区千駄ヶ谷2-32-2
電話　03-3404-8611（編集）
03-3404-1201（営業）
http://www.kawade.co.jp/
印刷・製本　図書印刷株式会社
ISBN978-4-309-28587-0
Printed in Japan